糖尿病 ×

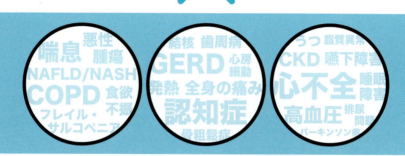

の診かた・考えかた

併発疾患・合併症にバッチリ対応！

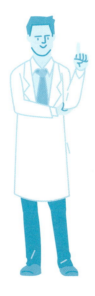

編 寺内康夫・荒木 厚

南江堂

● 執筆者一覧 ●●●

■編　集

| 寺内　康夫 | 横浜市立大学大学院医学研究科分子内分泌・糖尿病内科学　教授 |
| 荒木　　厚 | 東京都健康長寿医療センター糖尿病・代謝・内分泌内科　内科総括部長 |

■執　筆（執筆順）

荒木　　厚	東京都健康長寿医療センター糖尿病・代謝・内分泌内科　内科総括部長
田村　嘉章	東京都健康長寿医療センター糖尿病・代謝・内分泌内科　医長
後藤　広昌	順天堂大学医学部代謝内分泌学　助教
綿田　裕孝	順天堂大学医学部代謝内分泌学　教授
服部　英幸	国立長寿医療研究センター精神診療部　部長
城　　崇之	順天堂大学医学部脳神経内科
服部　信孝	順天堂大学医学部脳神経内科　教授
山田　真介	大阪市立大学大学院医学研究科代謝内分泌病態内科学（第二内科）　講師
稲葉　雅章	大阪市立大学大学院医学研究科代謝内分泌病態内科学（第二内科）　教授
柳川　達生	練馬総合病院糖尿病センター　副院長・科長
足立淳一郎	東京都保健医療公社大久保病院内分泌代謝内科　医長
有村　忠聰	大阪大学大学院医学系研究科循環器内科学
坂田　泰史	大阪大学大学院医学系研究科循環器内科学　教授
濵田　友里	武田総合病院疾病予防センター
桝田　　出	武田病院健診センター　所長
土橋　卓也	製鉄記念八幡病院　院長
真下　大和	帝京大学医学部附属病院内科内分泌代謝・糖尿病　特任講師
塚本　和久	帝京大学医学部附属病院内科内分泌代謝・糖尿病　教授
木下　芳一	島根大学医学部第二内科　教授
角　　昇平	島根大学医学部第二内科
米田　正人	横浜市立大学大学院医学研究科肝胆膵消化器病学　講師
中島　　淳	横浜市立大学大学院医学研究科肝胆膵消化器病学　主任教授
杉浦　康之	関東中央病院代謝内分泌内科
水野　有三	関東中央病院　医務局長／代謝内分泌内科　部長
三瀬　広記	岡山大学大学院医歯薬学総合研究科腎・免疫・内分泌代謝内科学
和田　　淳	岡山大学大学院医歯薬学総合研究科腎・免疫・内分泌代謝内科学　教授
中嶋　　歩	富山大学医学部第一内科
戸邉　一之	富山大学医学部第一内科　教授

千葉　優子	東京都健康長寿医療センター糖尿病・代謝・内分泌内科　医長
鈴木　敦詞	藤田保健衛生大学医学部内分泌・代謝内科学　教授
渡邊　一久	名古屋大学大学院医学系研究科地域在宅医療学・老年科学教室
梅垣　宏行	名古屋大学大学院医学系研究科地域在宅医療学・老年科学教室　准教授
池田　眞人	いけだ糖尿病・甲状腺クリニック　院長
沼部　幸博	日本歯科大学生命歯学部歯周病学講座　教授
小川　純人	東京大学大学院医学系研究科加齢医学　准教授
鈴木　亮	東京大学大学院医学系研究科糖尿病・代謝内科　講師

序　文

　糖尿病は併発疾患の多い病気である．糖尿病では網膜症，腎症，神経障害，動脈硬化性疾患，感染症などの古典的な糖尿病合併症以外に，歯周病や認知症が新しい合併症として注目されている．また，最近では悪性腫瘍，脂肪肝，うつ病，フレイル・サルコペニア，転倒・骨折，骨粗鬆症，COPD なども糖尿病で起こりやすいことが知られている．このことは治療の進歩により古典的な合併症が減って糖尿病患者が長生きをすることで，加齢とともに様々な疾患が糖尿病に合併することが原因と考えられる．あるいは，インスリン抵抗性，炎症，酸化ストレスなどの糖尿病と老化に共通した機序によって，併発疾患をきたしている可能性もある．超高齢社会の日本では，このような糖尿病の併発疾患を診る機会がますます増えている．

　併発疾患がある糖尿病の治療は，その疾患の特徴を考慮した食事・運動・薬物療法を行うことが必要である．また，糖尿病における併発疾患はひとつだけでなく，multimorbidity といわれる多くの併発疾患を伴い，それが治療の複雑性を増加させている．そうした場合，それぞれの併発疾患の知識に基づき，併発疾患の重症度や治療の優先度を考慮した治療を行うことが大切である．

　本書には，「糖尿病×○○○」で示される多くの併発疾患を診るための必要不可欠な知識と，併発疾患がある場合の糖尿病の治療法が網羅されている．特に，①知っておきたい併発疾患の基本，②糖尿病と併発疾患が重なった場合の問題点，③食事・運動・薬物療法の具体的な注意点の３つの観点から，日本でその分野で最も活躍されているエキスパートの先生に解説していただいている．また，Case Study によって診療の実際に必要なポイントを学ぶことができるように構成されている．

　一般の実地医家，病院の勤務医，糖尿病の専門医だけでなく，看護師，栄養士，薬剤師，理学療法士などの医療スタッフに本書をひも解いていただいて，糖尿病の総合的な診療にお役立ていただければ幸いである．

2018 年 4 月

寺内　康夫
荒木　　厚

目　次

総論：併発疾患のある糖尿病患者が来たら

1. 高齢者糖尿病の基本的な捉えかた …………………………荒木　厚 ………2
2. 併発疾患と糖尿病の治療の考えかた ………………………田村嘉章 ……13
3. 血糖コントロールに影響を及ぼす主な薬剤 …………後藤広昌，綿田裕孝 ……22

各論：実践！　疾患別の対応法

1. 認知症 ……………………………………………………………荒木　厚 ……32
2. うつ症状・うつ病 ……………………………………………服部英幸 ……40
3. パーキンソン病 …………………………………………城　崇之，服部信孝 ……48
4. 睡眠障害 …………………………………………………山田真介，稲葉雅章 ……53
5. 感染症による発熱 ……………………………………………柳川達生 ……61
6. 甲状腺機能亢進症による発熱 ………………………………柳川達生 ……66
7. 全身の痛み（手・肩・腰・下肢痛など）………………………足立淳一郎 ……70
8. 心不全 ……………………………………………………有村忠聴，坂田泰史 ……76
9. 心房細動 …………………………………………………濵田友里，桝田　出 ……84
10. 高血圧 ……………………………………………………………土橋卓也 ……92
11. 脂質異常症 ………………………………………………真下大和，塚本和久 ……99
12. GERD（胃食道逆流症）………………………………木下芳一，角　昇平 ……105
13. NAFLD/NASH ……………………………………………米田正人，中島　淳 ……109
14. 食欲不振（低栄養）……………………………………杉浦康之，水野有三 ……115
15. CKD（慢性腎臓病）……………………………………三瀬広記，和田　淳 ……121
16. COPD（慢性閉塞性肺疾患）…………………………中嶋　歩，戸邉一之 ……128
17. 喘息 ……………………………………………………中嶋　歩，戸邉一之 ……131
18. 結核 ………………………………………………………………千葉優子 ……134
19. 骨粗鬆症 …………………………………………………………鈴木敦詞 ……140
20. 嚥下障害 …………………………………………………渡邊一久，梅垣宏行 ……147
21. 排尿問題（頻尿，尿失禁）……………………………………池田眞人 ……152
22. 歯周病 ……………………………………………………………沼部幸博 ……157
23. フレイル・サルコペニア ………………………………………小川純人 ……164
24. 悪性腫瘍 …………………………………………………………鈴木　亮 ……169

索引 ……………………………………………………………………………………175

総論：

併発疾患のある糖尿病患者が来たら

総論：併発疾患のある糖尿病患者が来たら

1 高齢者糖尿病の基本的な捉えかた

加齢と糖尿病

a）高齢者糖尿病の頻度

　高齢者糖尿病は加齢とともに増える．糖尿病患者の60％以上は65歳以上の高齢者である．2014年の厚生労働省の国民栄養調査では，70歳以上の男性の22.3％，女性の17.0％は糖尿病が強く疑われる人である（図1）．

b）高齢者糖尿病の定義

　最近，日本老年医学会は高齢者の定義を75歳以上とすべきであると提言している[1]．これまで前期高齢者といわれた65～74歳は准高齢者としている．75歳以上を高齢者とする根拠は，30年前の65歳の剖検例の動脈硬化は現在の80歳の動脈硬化と同程度であることや30年前の65歳の糖尿病の手段的ADLは，現在の81歳の手段的ADLに相当し，少なくとも日本の高齢者は若返っているからである[2]．

c）高齢者糖尿病の加齢変化

　65～74歳の高齢者と75歳以上の高齢者は医学的にみて明らかに異なる．加齢の過程は連続であるが，高齢者糖尿病でも両者は体組成，臓器機能，心身機能，社会的背景，併発疾患の合併数で違いがある．

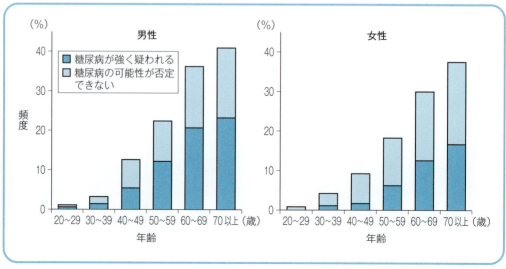

図1　加齢に伴って糖尿病，糖尿病予備群は増加する
　　（厚生労働省．平成24年国民健康・栄養調査より引用）

1. 高齢者糖尿病の基本的な捉えかた

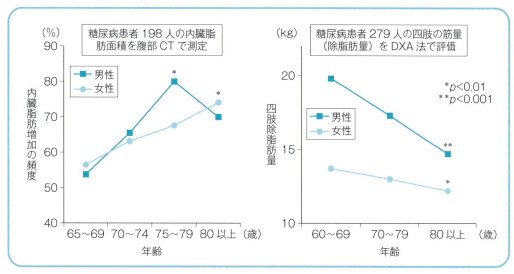

図2　高齢糖尿病患者の内臓脂肪蓄積（≧100cm²）の頻度は加齢とともに増加し，四肢除脂肪量は低下
（荒木　厚．医学のあゆみ 2015; 252: 537-554 [3] より引用）

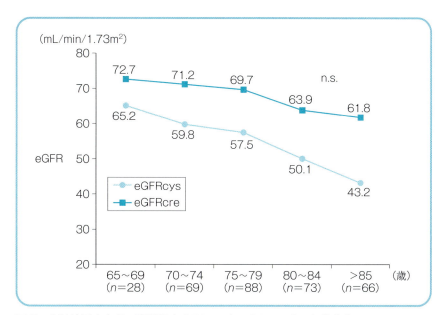

図3　高齢糖尿病患者の腎機能（eGFRcre と eGFRcys）の加齢変化
対象：血清 Cr 1.5mg/dL 以上を除いた高齢糖尿病患者 324 人．
（荒木　厚．月刊糖尿病 [4] より引用）

　高齢者糖尿病の四肢の除脂肪量（筋肉量）は加齢とともに低下し，80歳以上で低下が著しい（図2）[3]．腹部CTで内臓脂肪面積は加齢とともに増加し，これも75歳または80歳以上で増加が顕著である．

　臓器機能のなかで加齢変化が著しい臓器は，腎臓，心臓，肺である．肝臓は肝血流量が低下し，チトクロムP450の酵素活性は低下する．加齢とともにeGFRcreまたはeGFRcysで評価した腎機能が低下するが，eGFRcreとeGFRcysの乖離も大きくなる（図3）[4]．特に80歳以上の患

総論：併発疾患のある糖尿病患者が来たら

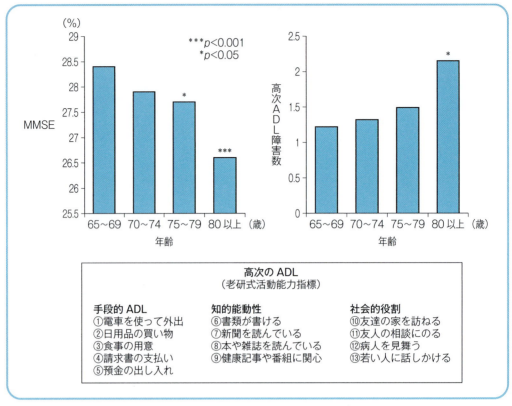

図4　認知機能と高次の ADL の加齢変化
高齢糖尿病患者 907 人（J-EDIT 研究）

者では，筋肉量低下のため eGFRcre が過大評価され，この乖離が大きくなる．

　心身機能は高齢者糖尿病のなかでも 75 歳以上または 80 歳以上で低下が著しい．J-EDIT 研究の高齢者糖尿病では認知機能検査の Mini-Mental State Examination（MMSE）の点数は 75 歳以上で有意に低下し（図 4），手段的 ADL などの高次の ADL は 80 歳以上で有意に低下した．

　認知機能障害，ADL だけでなく，サルコペニア，フレイル，転倒，うつなどの老年症候群は 75 歳以上の高齢者で起こりやすい．

　社会的背景では独居または老夫婦のみの世帯になることが多く，社会サポート不足や経済的問題なども起こりやすい．

　併発疾患は，高血圧，脂質異常症，心血管疾患，肺疾患，がん，消化器疾患などの合併と定義される．また，併発疾患が多いことは軽度認知障害（MCI）やうつ症状と関連することが報告されている[5]．

高齢者糖尿病の特徴

　高齢者糖尿病は一般成人の糖尿病と比べて表 1 のような特徴がある．

表1 高齢者糖尿病の特徴

①糖尿病の高血糖症状が出にくい
②食後の高血糖をきたしやすい
③低血糖症状が出にくいまたは非典型的である．
④無症候性を含めた動脈硬化性疾患が合併しやすい
⑤腎機能や肝機能の低下が起こりやすく，薬物有害作用が起こりやすい．
⑥老年症候群（認知機能障害，サルコペニア，フレイル，ADL低下，転倒，うつ，低栄養，多剤併用）を起こしやすい．
⑦社会サポート不足，居住環境悪化や経済的問題をきたしやすい．

高齢者糖尿病の血糖の特徴

a）高齢者の高血糖

加齢とともに食後血糖が高くなる．糖負荷試験における血糖値も負荷後血糖が高値になりやすい．したがって，空腹時血糖値よりも糖負荷後高血糖によって糖尿病と診断される頻度が高くなる．高齢者ではいかなる HbA1c においても，空腹時血糖よりも食後血糖の占める割合が多い（図5）[6]．

高齢者では若い人と比べて高血糖高浸透圧症候群（hyperglycemic hyperosmolar syndrome：HHS）になりやすい．HHS は脱水と感染症などのストレスによって，血糖が 600 mg/dL 以上，血清浸透圧 340 mEq/L 以上となり，様々な程度の意識障害，神経症状などをきたす状態である．HHS は以前と比べて死亡率は低下しているが，認知症や ADL 低下例で起こることが多い[7]．

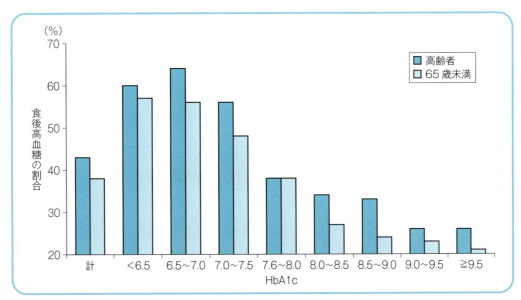

図5 高齢者（65歳以上）は高血糖に対する食後高血糖の寄与の割合が大きくなる
65歳以上の糖尿病患者 509 人と 65 歳未満の 1,190 人の 24 週以上のインスリングラルギンと対照薬の第Ⅲ～Ⅳ相試験のデータ．
（Munshi MN et al. J Am Geriatr Soc 2013; 61: 535-541 [6] より引用）

b）高齢者の低血糖の特徴

　高齢者の低血糖は低血糖症状が出にくいまたは症状が非典型的であるという特徴がある．

　若い糖尿病患者で起こる低血糖の自律神経症状の発汗，動悸，手のふるえが高齢者では出にくい[8]．低血糖の非典型的な症状として，体のふらふら感，頭のくらくら感，めまい，脱力感が起こりやすい（図6）．目のかすみ，ろれつ不明瞭，ぎこちない動作，集中困難，能率が落ちるなどの神経症状や意欲低下，興奮などの精神症状で起こる場合もある．低血糖（血糖 47～54 mg/dL）は注意力障害，記憶障害など認知機能障害をきたす場合がある[9]．神経糖欠乏症状が重症になると昏睡や痙攣をきたす．

　高齢者の低血糖は，表2のように様々な悪影響をもたらす．軽症の低血糖でもうつ症状，糖尿病負担感増加，QOL低下などの心理状態の悪化をきたしうる．低血糖は転倒・骨折の誘因となりうるので注意を要する．

　重症低血糖は，心血管疾患，腎症，フレイル，認知機能低下，認知症発症，および死亡の危険因子となる

　SU薬やインスリンで治療中の患者における重症低血糖発症の危険因子を表3に示す．

　高齢者で重症低血糖をきたしやすい要因としては，低血糖の知識不足，非典型的な低血糖症状や低血糖症状発現の閾値の低下，老年症候群の合併により低血糖が見逃され，低血糖の対処が遅れること，などが考えられる．

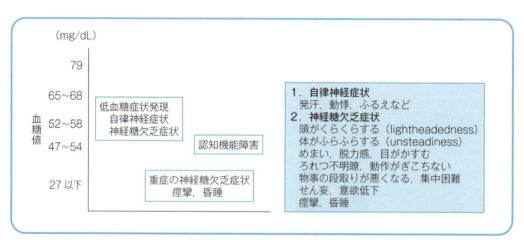

図6　血糖値と低血糖症状（自律神経症状と神経糖欠乏症状）
（Warren RE, Frier BM. Diabetes Obes Metab 2005; 7: 493-503 [9] より引用）

表2　高齢者の低血糖の悪影響

1. 神経糖欠乏症状として認知機能障害（Warren & Frier, 2005）
2. うつ症状や糖尿病負担感の増加，QOL低下（Araki et al, 2004; Laiteerapong et al, 2011）
3. （複数回を含む）転倒と転倒関連の骨折（Johnston et al, 2012; Chiba et al, 2015）
4. フレイル（Pilotto A et al, 2014）
5. 重症低血糖：認知症や認知機能低下の危険因子（Whitmer et al, 2009, J-EDIT 研究）
6. 心血管疾患の危険因子（Goto A et al, 2013）
7. 死亡の危険因子（ADVANCE 研究，J-EDIT 研究）

1. 高齢者糖尿病の基本的な捉えかた

表3　SU薬やインスリンで治療している患者における重症低血糖発症の危険因子
1. 認知症，認知機能低下
2. ADL低下，フレイル
3. うつ病
4. やせ（BMI 20未満）
5. 腎機能障害（eGFR 45～60mL/min/1.73m^{2}未満）
6. 多剤併用
7. 低栄養（食事摂取量低下，BMI低値）
8. 社会サポート不足
9. 無自覚低血糖

高齢者糖尿病の合併症の特徴

　高齢者糖尿病の合併症は若い糖尿病患者と同様に評価し，その予防対策を立てることが大切であるが，いくつかの点に注意する．

　動脈硬化性疾患の合併症，特に無症候性の脳梗塞や無症候性心筋虚血が多い．

　高齢者糖尿病のなかでも，脳卒中，心不全の頻度は加齢とともに増加し，80歳以上で最も多くなる[10]．

　高齢者糖尿病でも高血糖は，網膜症，腎症，脳卒中，心血管疾患などの合併症発症の危険因子となるが，75歳以上の高齢者ではそのリスクが低くなる．スウェーデンの大規模なの追跡調査では，75歳未満の糖尿病患者ではHbA1cが増加するにつれて心血管死亡のリスクが増加するが，75歳以上の患者ではHbA1c値の増加に伴う心血管死亡リスクの増加が軽度となり，HbA1c 7.9%以上となってはじめて有意となる（図7）[11]．罹病期間が10年以上の高齢者糖尿病では，80歳以上の重症の糖尿病性眼疾患の頻度は60歳代と比べてやや減少する[10]．

　高齢者糖尿病における身体活動量低下や心理状態の悪化は脳卒中の危険因子となる．J-EDIT研究では，登録時の身体活動量が少ないことが脳卒中発症の危険因子であり，身体活動量の最も多い群は，最も少ない群と比較して脳卒中発症のリスクは56%減少した[12]．また，well-beingの低下が脳卒中発症の独立した危険因子となる[13]．

糖尿病と老年症候群

a）老年症候群とは？

　老年症候群は高齢者に多くみられ，医療だけでなく，介護・看護が必要な身体的，精神的な症状や徴候の総称と定義される．高齢者糖尿病では，認知機能障害，うつ，サルコペニア，フレイル，ADL低下，転倒，視力低下，聴力低下，疼痛，排尿問題，低栄養，多剤併用などの老年症候群が約2倍起こりやすい[14]．

　老年症候群は，糖尿病合併症，食事，身体活動量，糖尿病治療自体，社会サポート低下以外に血糖コントロールの影響を受けやすい．

7

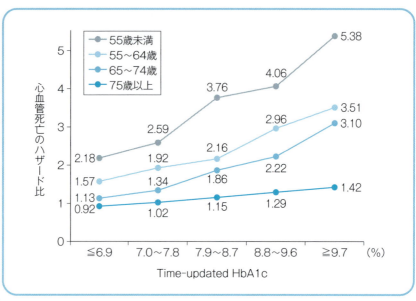

図7 高齢糖尿病患者のHbA1cと心血管死亡
スウェーデンの2型糖尿病患者435,369人と対照2,117,483人の追跡調査.
(Tancredi M et al. N Engl J Med 2015; 373; 1720-1732 [11] より引用)

b）高血糖と老年症候群の関係

　高血糖は，認知機能低下，認知症，転倒，サルコペニア，フレイル，うつ傾向，尿失禁，難聴などの老年症候群をきたしうる．高血糖であるほど注意力，情報処理能力，実行機能などの認知機能が低下しやすい．高齢者糖尿病の約6年間の追跡調査では，3年間の平均血糖値が190 mg/dL以上，HbA1cに換算して8.2％以上であると認知症のリスクは約2.4倍と報告されている[15]．HbA1cが8.0％以上の患者は筋肉の質[16]が低下しやすく，フレイル[17]，歩行速度低下[17]，転倒・骨折を起こしやすい[18]．高齢者の追跡調査では，HbA1cが7.0％以上になると，うつの発症および再発が多くなる[19]．

c）低血糖，HbA1c低値と老年症候群の関係

　低血糖は高血糖と同様に老年症候群を起こしうる．血糖が47〜54 mg/dLになると，計算時間や反応時間が延長し，実行機能，注意力，情報処理能力などの認知機能障害をきたす[9]．重症低血糖があると認知症を起こしやすく，認知症を合併すると重症低血糖を起こしやすく，両者は悪循環を形成しうる[20]．

　高齢者糖尿病では低血糖があると転倒しやすい．低血糖が年3回以上ある糖尿病患者は，糖尿病がない人と比べて約3.3倍，転倒がまったくない糖尿病患者と比べても1.7倍転倒しやすい[21]．また，重症低血糖発作があると転倒関連の骨折は約1.7倍起こりやすい[22]．HbA1c 7.0％未満の患者では大腿骨頸部骨折を約2.3〜3.0倍起こしやすい[23]．

d）合併症と老年症候群

　高齢者糖尿病の合併症は老年症候群の危険因子となる(表4)．脳卒中，末梢動脈疾患(PAD)，糖尿病腎症(タンパク尿またはCKD)，網膜症は認知症発症の危険因子である．高齢者糖尿病に心不全が合併すると認知機能障害をきたしやすい[24)]．

　合併症のなかでは末梢神経障害と脳卒中が老年症候群との関連が強い．末梢神経障害があると，サルコペニア，転倒，うつ傾向を起こしやすい．特に，重症の末梢神経障害はバランス障害や筋萎縮を起こし，転倒を引き起こす．脳卒中は認知症，認知機能障害，うつ傾向，ADL低下，転倒，低栄養など多くの老年症候群をきたしうる．

　老年症候群と糖尿病合併症とは，インスリン抵抗性，腹部肥満，高血糖，低血糖，動脈硬化の危険因子，脳白質病変，炎症，身体活動低下，低栄養などの共通の成因を有している(図8)．したがって，それらの共通の対策として，①適切な血糖コントロール，②レジスタンス運動を含む運動療法，③十分なエネルギー，タンパク質，ビタミンを摂取できるような栄養サポート，④心理サポート，⑤社会サポート，⑥動脈硬化危険因子の治療，などを行うことが大切である．

表4　糖尿病合併症と老年症候群

糖尿病網膜症	認知機能障害，（視力障害がある場合）フレイル，ADL低下，転倒
糖尿病腎症 （タンパク尿または 　eGFR低下）	認知症，フレイル，ADL低下，転倒，うつ
糖尿病神経障害	サルコペニア，ADL低下，転倒，うつ
脳卒中	認知症，認知機能障害，うつ傾向，フレイル，ADL低下，転倒，低栄養
心血管疾患	認知症，フレイル
心不全	認知機能障害，サルコペニア，フレイル，ADL低下
PAD	認知機能障害，サルコペニア，フレイル，ADL低下

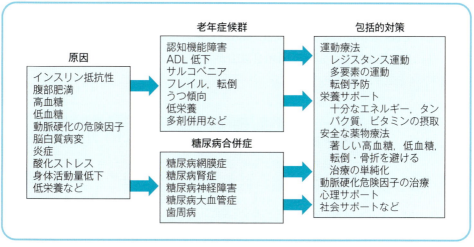

図8　老年症候群と糖尿病合併症の共通の原因と対策

総論：併発疾患のある糖尿病患者が来たら

高齢者総合機能評価

　高齢者糖尿病における老年症候群を評価することは，高齢者総合機能評価（Comprehensive Geriatric Assessment：CGA）の一部を行うことである（表5）．CGA は，①身体機能，②認知機能，③心理状態，④栄養，⑤薬剤，⑥社会・経済状況などの 6 つの領域を包括的に評価することにより，種々の介入を行う老年医学的手法のひとつである．

　身体機能は，手段的 ADL，基本的 ADL，フレイル（狭義）などを評価する．認知機能は MMSE または改定長谷川式簡易知能評価スケールで認知機能全般を評価し，実行機能は時計描画試験や MoCA-J などを用いる．心理状態は，うつ傾向またはうつ病があるかをみる．栄養は低栄養や肥満などの過栄養があるかを評価する．薬剤は多剤併用，アドヒアランス低下，副作用の有無に注意する．社会・経済状況は社会サポート，居住環境，経済状態などを評価する．併発疾患やその重症度も CGA で評価すべき項目のひとつである．

　一般の高齢者において CGA は死亡または施設入所を減らすことが明らかとなっている．病院の治療から在宅の治療に移行する際に，CGA の情報を在宅医療の医師，看護師，ケアマネージャーなどに伝えることが重要である．

　ADL や社会状況は看護師，認知機能や心理状態は医師，栄養は栄養士，薬剤は薬剤師といった形で分担して評価することが望ましい．認知機能や心理状態はメディカルスタッフでも訓練を積めばできるようになる．

糖尿病とフレイル

a）フレイルとは

　フレイルは加齢に伴って予備能力が低下することで，種々のストレスによって要介護や死亡に陥りやすい状態と定義される．フレイルは健康と要介護の中間の状態であるが（図9），フレイルは可逆性があり，食事や運動などの介入によって健康に戻すことができる．また，フレイルは多面性があり，身体的フレイルだけでなく，認知機能障害，うつなどの精神的フレイルや孤立などの社会的フレイルを含む概念である．身体的フレイルの症状としては Fried らが提唱した CHS（Cardiovascular Health Study）基準の体重減少，疲労感，身体活動量低下，握力低下，歩行速度低下の 5 項目（3 項目以上がフレイル）がある[25]が，易転倒性，せん妄，手段的

表 5　糖尿病における高齢者総合機能評価

1. 身体機能：手段的 ADL，基本的 ADL，サルコペニア，フレイル，易転倒性，視力，聴力
2. 認知機能：認知機能全般（改定長谷川式簡易知能評価スケール，MMSE，MoCA-J，Mini-Cog，DASC-21 など），実行機能（時計描画試験，言語流暢性検査）など
3. 心理機能：うつ傾向（高齢者うつスケール（GDS-5）），うつ病
4. 社会・経済状況：独居，サポート不足，介護負担，居住環境，経済状態
5. 栄養：体重減少，食事摂取量低下，肥満
6. 薬剤：副作用（低血糖，転倒・骨折，体重減少），アドヒアランス，多剤併用
7. 併発疾患
8. 治療に対する患者，および介護者の希望

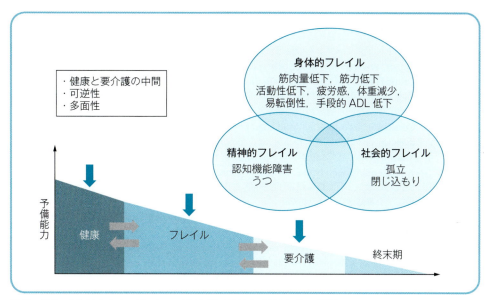

図9 フレイルはストレスによって要介護や死亡に陥りやすい状態

ADL低下なども含まれると考えられる．糖尿病にフレイルが合併すると死亡のリスクが高くなり，平均余命が短くなることが重要な点である．

b) フレイルの評価

　フレイルの指標としてCHS基準があるが，日本人にはあてはまりにくいのでJ-CHS基準が使いやすい．J-CHS基準では6ヵ月間で2～3kgの体重減少と歩行速度低下を1.0 m/sec未満としている点がCHS基準と大きく異なる．

　多面性のフレイルを評価することとは高齢者総合機能評価（CGA）を行い老年症候群を評価することである．すなわち，フレイルには，認知機能障害，ADL低下，うつ，社会的孤立，低栄養などを評価するCGAに基づいたフレイルの指標がある．日本で使いやすい指標としては厚生労働省の基本チェックリストがある．基本チェックリストは買い物などの手段的ADL，椅子から立ち上がりや歩行，転倒，体重減少，口腔ケア，閉じ込もり，物忘れなどの質問からなり，8点以上がフレイルである[26]．

　糖尿病はフレイルをきたしやすい疾患のひとつである．高齢者糖尿病でフレイルが多い要因として身体活動量低下，低栄養，血糖や脂質のコントロール不良，腹部肥満，糖尿病合併症がある．特に，高血糖（HbA1c 8.0％以上），低血糖，大血管症があるとフレイルをきたしやすい．

　高齢者糖尿病においては，フレイルを早期発見し，CGAを行って，レジスタンス運動を含む運動療法，栄養サポート，適切な血糖コントロール，安全な薬物療法，併発疾患の治療などの対策を講じることで，健康な状態に戻すように働きかけることが大切である．

総論：併発疾患のある糖尿病患者が来たら

文献

1) 日本老年医学会．高齢者の定義と区分に関する，日本老年学会・日本老年医学会 高齢者に関する定義検討ワーキンググループからの提言（概要）
https://www.jpn-geriat-soc.or.jp/proposal/pdf/definition_01.pdf［最終アクセス 2018 年 1 月 13 日］

2) Orimo H et al. Reviewing the definition of "elderly". Geriatr Gerontol Int 2006; 6: 149-158

3) 荒木　厚．高齢者の糖尿病治療．医学のあゆみ 2015; **252**: 537-554

4) 荒木　厚．高齢者糖尿病の特徴．月刊誌糖尿病（印刷中）

5) Gorska-Ciebiada M et al. Mild cognitive impairment and depressive symptoms in elderly patients with diabetes: prevalence, risk factors, and comorbidity. J Diabetes Res 2014; **2014**: 179648

6) Munshi MN et al. Contributions of basal and prandial hyperglycemia to total hyperglycemia in older and younger adults with type 2 diabetes mellitus. J Am Geriatr Soc 2013; **61**: 535-541

7) 山岡巧弥ほか．高血糖高浸透圧症候群（HHS）を発症した高齢者の背景因子と臨床的特徴の検討．日本老年医学会雑誌 2017; **54**: 349-355

8) Bremer JP et al. Hypoglycemia unawareness in older compared with middle-aged patients with type 2 diabetes. Diabetes Care 2009; **32**: 1513-1517

9) Warren RE, Frier BM. Hypoglycaemia and cognitive function. Diabetes Obes Metab 2005; **7**: 493-503

10) Huang ES et al. Rates of complications and mortality in older patients with diabetes mellitus: the diabetes and aging study. JAMA Intern Med 2014; **174**: 251-258

11) Tancredi M et al. Excess mortality among persons with type 2 diabetes. N Engl J Med 2015; **373**: 1720-1732

12) Iijima K et al. Lower physical activity is a strong predictor of cardiovascular events in elderly patients with type 2 diabetes mellitus beyond traditional risk factors: Japanese Elderly Diabetes Intervention Trial (J-EDIT). Geriatr Gerontol Int 2012; **12** (Suppl 1): 77-87

13) Araki A et al. Low well-being is an independent predictor for stroke in elderly patients with diabetes mellitus. J Am Geriatr Soc 2004; **52**: 205-210

14) Araki A, Ito H. Diabetes mellitus and geriatric syndromes. Geriatr Gerontol Int 2009; **9**: 105-114

15) Crane PK et al. Glucose levels and risk of dementia. N Engl J Med 2013; **369**: 540-548

16) Park SW et al. Decreased muscle strength and quality in older adults with type 2 diabetes: the health, aging, and body composition study. Diabetes 2006; **55**: 1813-1818

17) Kalyani RR et al. Hyperglycemia and incidence of frailty and lower extremity mobility limitations in older women. J Am Geriatr Soc 2012; **60**: 1701-1707

18) Yau RK et al. Diabetes and risk of hospitalized fall injury among older adults. Diabetes Care 2013; **36**: 3985-3991

19) Maraldi C et al. Diabetes mellitus, glycemic control, and incident depressive symptoms among 70-to 79-year-old persons: the health, aging, and body composition study. Arch Intern Med 2007; **167**: 1137-1144

20) Mattishent K, Loke YK. Bi-directional interaction between hypoglycaemia and cognitive impairment in elderly patients treated with glucose-lowering agents: a systematic review and meta-analysis. Diabetes Obes Metab 2016; **18**: 135-141

21) Chiba Y et al. Risk factors for any and multiple falls in elderly patients with diabetes mellitus. J Diabetes Complications 2015; **29**: 898-902

22) Johnston SS et al. Association between hypoglycaemic events and fall-related fractures in Medicare-covered patients with type 2 diabetes. Diabetes Obes Metab 2012; **14**: 634-643

23) Davis KL et al. Association between different hemoglobin A1c levels and clinical outcomes among elderly nursing home residents with type 2 diabetes mellitus. J Am Med Dir Assoc 2014; **15**: 757-762

24) Alosco ML et al. The additive effects of type-2 diabetes on cognitive function in older adults with heart failure. Cardiol Res Pract 2012; **2012**: 348054

25) Fried LP et al. Frailty in older adults: evidence for a phenotype. J Gerontol A Biol Sci Med Sci 2001; **56**: M146-M156

26) Satake S et al. Validity of the Kihon Checklist for assessing frailty status. Geriatr Gerontol Int 2016; **16**: 709-715

2 併発疾患と糖尿病の治療の考えかた

　高齢者の糖尿病患者は著しく増加しており，2012年の調査では，70歳以上の40％に耐糖能異常が認められる[1]．必然的に，高齢者では非高齢者に比し，糖尿病だけではなく他の併発疾患を有する者の割合が圧倒的に多くなる．本項では，高齢糖尿病患者に併発する疾患について概説し，併発疾患を有する患者の特徴と，治療における注意点を述べる．

高齢糖尿病患者に併発する疾患（図1）

　高齢糖尿病患者においては，実に様々な疾患が併発しているケースが多い．併発疾患には，いわゆる糖尿病合併症など糖尿病そのものが疾患の発症に影響している場合や，糖尿病とともに併発しやすい生活習慣病の合併，加齢に伴う疾患が合併している場合がある．

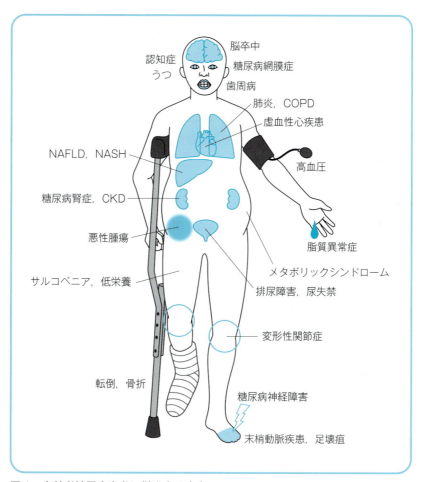

図1　高齢者糖尿病患者に併発する疾患

a）糖尿病によって有病率が上昇する併発疾患

①糖尿病血管合併症

糖尿病血管合併症には，細小血管症（網膜症，腎症，神経障害）および大血管症（冠動脈疾患，脳血管疾患，末梢血管疾患，足壊疽）があるが，細小血管症，大血管症のいずれも高齢糖尿病患者においてその有病率が上昇することが示されている[2]．

②老年症候群（認知症，フレイル，転倒・骨折，サルコペニア，うつ，排尿障害）

高齢患者において，糖尿病が認知症発症のリスクになることはよく知られており，最近のメタアナリシスでは，糖尿病はアルツハイマー型認知症の発症リスクが 1.5 倍，血管性認知症の発症リスクが 2.5 倍に上昇することが示されている[3]．

フレイルとは，加齢に伴って身体の生理的予備能が低下し，ストレスに対する脆弱性が増加しているが，適切な介入によって健常に復することが可能である状態である．古典的には Fried の基準（体重減少，易疲労感，握力低下，歩行速度低下，身体活動性の低下のうち 3 つを満たす）を指すが[4]，広義には身体のみならず，心理的，社会的側面も包含するものである．身体的フレイルの原因として，転倒・骨折，サルコペニアは重要である．高齢糖尿病患者では転倒や骨折を起こしやすく，特に 1 型糖尿病患者では骨折リスクが著しく上昇している[5]．サルコペニアは筋肉量の低下および筋力あるいは身体能力の低下で定義されるが，高齢糖尿病患者では四肢の筋肉の質（筋量あたりの筋力）が減少すると報告されている[6]．

高齢者の糖尿病はうつの危険因子であり[7]，尿失禁の発症に寄与するとの報告もある．

③感染症

高血糖は易感染性をきたすため，高齢糖尿病患者には感染症の合併が多く，重症化もしやすい．呼吸器感染症，尿路感染症，皮膚・軟部組織感染症が多く，入院率が高いことが知られている[8]．また，免疫機能が低下しており，活動性結核の頻度も多い．足の趾や爪の白癬は極めて多くの高齢糖尿病患者にみられる．

④歯周病

歯周病は糖尿病の第 6 の合併症ともいわれ[9]，高齢糖尿病患者においては，非常に有病率が高い[9]．歯周病はまた高血糖の原因となるため，悪循環を形成する．

b）糖尿病とともに併発しやすい生活習慣病

①高血圧，脂質異常症，肥満，メタボリックシンドローム

糖尿病と同様に，高血圧や脂質異常症も加齢とともに増加するので，必然的にこれらを合併する高齢糖尿病患者は多くなる．また，肥満の頻度も加齢とともに増加する．メタボリックシンドロームは，内臓脂肪の蓄積を背景とした動脈硬化性疾患の発症リスクの高い状態であり，腹囲の増加および耐糖能異常，高血圧，脂質異常症（TG の高値あるいは HDL コレステロールの低値）の 3 項目のうち 2 項目以上を満たす場合に診断されるが，糖尿病患者では加齢に伴って頻度が増加する．

②肝機能障害（NAFLD/NASH）

メタボリックシンドロームは，非アルコール性脂肪性肝疾患（nonalcoholic fatty liver disease：NAFLD）や非アルコール性脂肪肝炎（nonalcoholic steatohepatitis：NASH）の危険因子であり，

高齢糖尿病患者の合併率も高い．NASHの一部は肝硬変に進展するが，肝硬変にいたると，食後高血糖が上昇し，糖尿病の病態にも影響を及ぼす．

c）その他の加齢に伴う併発疾患
①整形外科的疾患（変形性関節症）
　加齢により変形性関節症の頻度は上昇するが，糖尿病とのかかわりも少なからず存在する．すなわち，肥満のある糖尿病患者では，膝関節や股関節に負荷がかかり，変形が生じやすくなる．一方，サルコペニアや関節痛により歩行障害を生じると，肥満となり，糖尿病が悪化する悪循環を形成する．
②がん
　加齢によってがんが増加することは知られているが，近年，糖尿病患者において発症率が有意に高いがん（肝臓，膵臓，大腸）が明らかになってきた[10]．また，膵臓がんではインスリン分泌が低下したり，その他のがんでもインスリン抵抗性が増加して耐糖能が悪化しやすいため，高血糖がきっかけでがんが発見される場合がある．
③その他の疾患
　このほか，COPD，心房細動，関節リウマチ，神経変性疾患など，加齢に伴って増加する疾患は多く，一部では糖尿病が発症に関与しているとする報告もある．また，関節リウマチに対するステロイド治療など，併発疾患に対する治療が原因で糖尿病を発症する場合もある．

併発疾患を有する高齢糖尿病患者の特徴

a）背景に個人差が大きい
　年齢だけでなく，認知機能，ADLなどに個人差が非常に大きい．また，併発疾患の種類や重症度により，期待される余命が大きく異なる場合がある．また，利用できる社会資源にも個々による差が大きくみられる．

b）検査への影響がある
　併発疾患により臓器障害があると，検査結果の解釈にも注意を要することがある．たとえば腎不全により貧血がある場合にはHbA1c値が低下する．肝硬変でも脾機能の亢進によりHbA1c値が低下することが多い．グリコアルブミンは腎不全では用いられることが多いが，肝硬変ではアルブミン寿命の延長により高値，低栄養では低値となるため，やはり解釈に注意を要する．

c）薬物療法における特徴
　高齢糖尿病患者，特に併発疾患がある患者に関しては，薬物療法においても注意すべき点が多々ある．以下にそれを述べる．
①臓器障害がある場合が多く，薬剤の選択肢が狭まる
　併発疾患により，すべての薬剤が投与可能な症例はまれである．たとえば腎不全症例に対するメトホルミン，心不全症例に対するピオグリタゾンは不適である．また，認知機能障害によ

り，決められた投薬ができないことも考えられる．たとえば，1日3回毎食前の内服ができない，あるいはインスリンの注射手技ができない，などである．これらのケースにおいては，単純なレジメンに変更しなければならない．

②薬剤の副作用が出やすい，併発疾患の治療薬の影響を受けやすい

併発疾患により臓器（特に肝，腎）の予備能が低下している場合，薬剤の代謝が遷延し，副作用が出やすい．腎不全患者のSU薬やインスリン使用における低血糖には特に留意が必要であり，次に別記する．

また，他疾患で投薬している薬剤が血糖コントロールに影響したり，投与中の糖尿病治療薬と相互作用を生じることもあり，注意が必要である（前者の例はステロイドによる血糖上昇，後者の例はニューキノロン薬とSU薬の併用による低血糖などである．次項で詳しく述べる）．

一方，抗がん薬などの投与開始により，食欲が低下して低血糖をきたしたり，脱水に陥って糖尿病治療薬の副作用が生じるケースもある．シックデイ（後述）の指示を明確にしておくほか，他疾患の主治医とよく連携しておく必要がある．

③低血糖に陥りやすい

高齢者は食事摂取が不安定となりやすく，ストレスで容易に食欲不振に陥る．また，併発疾患により薬物の代謝能が低下すると低血糖に陥りやすい．特に腎機能低下の患者におけるSU薬は重症低血糖の原因となり，かつ遷延する．一方で，高齢者は冷や汗，動悸といった典型的な交感神経刺激症状が生じにくく[11]，突然意識障害などの重症低血糖症状を呈することもある．重症低血糖は認知機能低下や転倒のリスクであるので，発症予防に十分留意する必要がある．

④ポリファーマシー（多剤併用）

ポリファーマシーは，不適切に多数の薬が投与されている状況である．高齢糖尿病患者は糖尿病のみでも複数の投薬がされていることが多いうえ，併発疾患があるとさらに多くの薬物が投与されているケースが多く，ポリファーマシーに陥りやすい．ポリファーマシーはアドヒアランスの低下につながるほか，薬物有害事象や転倒などのリスク増大との関連が認められている[12]．

糖尿病治療における注意

a）血糖コントロール目標を設定する際の注意

高齢者糖尿病患者において血糖コントロールに介入して合併症の進展への影響をみた研究はほとんどないが，多くの観察研究において高血糖と細小血管症の発症，進展が認められているので，高齢者においても適切な血糖コントロールを行う意義はある．一方，大血管症や死亡については，いわゆるJカーブ現象が認められる報告もいくつかあることから，厳格な血糖コントロールや低血糖のリスクのある治療は避けるべきである．このJカーブ現象は，転倒や認知症に関しても示唆されている．

一方，特徴の項で述べたように，高齢糖尿病患者では，患者の認知機能，ADL，期待される余命，および利用できる社会資源などに個人差が非常に大きい．したがって，低血糖を予防したうえでどこまでHbA1cの目標を下げるかは，これらの因子に応じて個別に柔軟に設定すべき

2. 併発疾患と糖尿病の治療の考えかた

患者の特徴・健康状態[注1]		カテゴリーI ①認知機能正常 かつ ②ADL自立	カテゴリーII ①軽度認知障害～軽度認知症 または ②手段的ADL低下, 基本的ADL自立	カテゴリーIII ①中等度以上の認知症 または ②基本的ADL低下 または ③多くの併存疾患や機能障害
重症低血糖が危惧される薬剤(インスリン製剤, SU薬, グリニド薬など)の使用	なし[注2]	7.0%未満	7.0%未満	8.0%未満
	あり[注3]	65歳以上75歳未満 7.5%未満 (下限6.5%) ／ 75歳以上 8.0%未満 (下限7.0%)	8.0%未満 (下限7.0%)	8.5%未満 (下限7.5%)

図2 高齢者糖尿病の血糖コントロール目標(HbA1c値)

　治療目標は, 年齢, 罹病期間, 低血糖の危険性, サポート体制などに加え, 高齢者では認知機能や基本的ADL, 手段的ADL, 併存疾患なども考慮して個別に設定する. ただし, 加齢に伴って重症低血糖の危険性が高くなることに十分注意する.

　注1：認知機能や基本的ADL(着衣, 移動, 入浴, トイレの使用など), 手段的ADL(IADL：買い物, 食事の準備, 服薬管理, 金銭管理など)の評価に関しては, 日本老年医学会のホームページ(http://www.jpn-geriat-soc.or.jp/)を参照する. エンドオブライフの状態では, 著しい高血糖を防止し, それに伴う脱水や急性合併症を予防する治療を優先する.

　注2：高齢者糖尿病においても, 合併症予防のための目標は7.0%未満である. ただし, 適切な食事療法や運動療法だけで達成可能な場合, または薬物療法の副作用なく達成可能な場合の目標を6.0%未満, 治療の強化が難しい場合の目標を8.0%未満とする. 下限を設けない. カテゴリーIIIに該当する状態で, 多剤併用による有害作用が懸念される場合や, 重篤な併存疾患を有し, 社会的サポートが乏しい場合などには, 8.5%未満を目標とすることも許容される.

　注3：糖尿病罹病期間も考慮し, 合併症発症・進展阻止が優先される場合には, 重症低血糖を予防する対策を講じつつ, 個々の高齢者ごとに個別の目標や下限を設定してもよい. 65歳未満からこれらの薬剤を用いて治療中であり, かつ血糖コントロール状態が表の目標や下限を下回る場合には, 基本的に現状を維持するが, 重症低血糖に十分注意する. グリニド薬は, 種類・使用量・血糖値などを勘案し, 重症低血糖が危惧されない薬剤に分類される場合もある.

　【重要な注意事項】糖尿病治療薬の使用にあたっては, 日本老年医学会編「高齢者の安全な薬物療法ガイドライン」を参照すること. 薬剤使用時には多剤併用を避け, 副作用の出現に十分に注意する.

　(日本老年医学会, 日本糖尿病学会(編・著). 高齢者糖尿病診療ガイドライン2017, 南江堂, 東京, 2017：p.46[13]より許諾を得て転載)

である. 併発疾患の有無は, これら認知機能, ADL, 期待される余命に影響する場合が多い.

　日本糖尿病学会と日本老年医学会の合同委員会は, 2016年に「高齢者糖尿病の血糖コントロール目標(HbA1c値)」を発表した(図2)[13]. これは, 患者の特徴・健康状態を, 認知機能, ADL, 併発疾患や機能障害の程度からIからIIIの3つのカテゴリーに分けてHbA1cの目標値を設定している. さらに, 重症低血糖が危惧される薬剤(インスリン, SU薬, 一部のグリニド薬)の使用者では, 目標値をやや甘くし, 下限値を設けることとしている(カテゴリーIではさらに年齢によって細分している). たとえば, 認知機能やADLに問題なく, 上記の薬剤もなく併存疾患は高血圧のみ, という場合にはHbA1c 7%未満で下限なし, ということになり, 脳卒中の既往があり車いすレベルでインスリンも使用, などという場合には, 8.5%未満で下限7.5%が目標となる. さらに末期がんなどで終末期にある患者については, 著しい高血糖や低血糖による症状を

17

総論：併発疾患のある糖尿病患者が来たら

防ぐことを目標とし，症状が起きないレベルの血糖高値は許容されるべきである．

b）社会サポートの必要性の判断とその適切な利用

併発疾患のある高齢糖尿病患者において，生活療法と薬物療法を患者個人で指示どおり実践できるものは非常に限られる．このため社会サポートを必要とする患者は多く，適切な評価が必要である．

まず，初診時に患者の状況を高齢者総合機能評価（CGA）で十分に把握することが重要である．認知機能や身体機能（ADL，サルコペニア，フレイルなど）について把握する．これらについては，様々なスクリーニングテストが利用でき，日本老年医学会のホームページに掲載されている[14]．認知機能については，MMSE（Mini-Mental State Examination：ミニメンタルステート検査）やHDS-R（Hasegawa's Dementia Scale-Revised：改定長谷川式簡易知能評価スケール）が用いられる．軽度認知機能障害の診断にはMoCA（Montreal Cognitive Assessment）-Jが優れている．最近，より簡単なスクリーニングツールであるMini-Cogが考案された．DASC-21（Dementia Assessment Sheet for Community-based Integrated Care System-21 items：地域包括ケアシステムにおける認知症アセスメントシート）は認知機能とADLを同時に評価できる有用なツールである．

ADLやフレイルについては，それぞれ老研式活動能力指標やJ-CHS（Cardiovascular Health Study），厚生労働省の基本チェックリストなどを用いる．

次に，家族のサポート状況を把握する．独居か，同居している人は誰かを確認する．独居でないとしても，家族が長時間働いていたり，高齢者のみの家庭においては，家事や服薬管理において協力を得ることは難しい．また，介護保険は取得しているかも確認する．現状で利用できる社会資源では不十分である場合は，介護保険の利用開始や区分変更の申請を家族に依頼し，必要なサービスの導入を考える．具体的には，ヘルパーによる食事の準備や服薬の確認，訪問看護師による服薬の確認，血糖チェック，注射手技確認，あるいは週1回製剤などの投与，理学療法士による訪問リハビリテーション，管理栄養士や薬剤師が訪問する訪問栄養指導や訪問服薬指導，デイサービスの利用，などである．サービス内容の決定においては，他職種によるカンファレンスを行うことが望まれる．また状況は変化しうるので，その後も定期的に評価を行うことが望ましい．

併発疾患がある高齢者に対する治療の考えかた

a）食事（栄養）療法，口腔衛生

高齢者の嗜好は変えづらく，無理に行うと食欲不振や低栄養の原因になり，低血糖や転倒，骨折につながることもある．したがって，QOLを重視した厳し過ぎない食事指導が必要である．併発疾患により低栄養が疑われる患者には摂取エネルギー量を減らし過ぎないようにし，必要により薬物を利用して血糖コントロールする．

一方，他疾患の治療のため，栄養素の配分を特殊にしなければならないときがある．肝硬変や胆石症の場合，低脂肪食を行うことが必要となり，糖質の割合が増える．腎不全合併例では

18

低タンパク食を行うが，サルコペニアがある場合はタンパク質を補充する必要があり，個別対応が求められる．

また，脳血管障害や様々な神経変性疾患により嚥下障害や歯の喪失などで咀嚼障害をきたすことがあり，これらの患者には適切な食形態も併せて指導する．さらに経口摂取不可の患者では，経管栄養や中心静脈栄養が行われることもあるが，これらの処置はそれまでの耐糖能異常が軽度であっても症例により血糖コントロールを著しく悪化させ，高血糖高浸透圧症候群（HHS）のリスクとなるため注意が必要であり，家族や訪問看護師による血糖チェックを行うことが望ましい．

また，併発疾患がある高齢者では食欲が急に低下することがあり，低血糖や低栄養のリスクが高いことも念頭に置かなければならない．

胃切除後の患者では，食後の高血糖やダンピング症候群を生じることがあるため，単純糖質を避けて，ゆっくり食事を摂取するように指示する．分食が望ましい場合もある．

口腔内不衛生や歯周病は誤嚥性肺炎のリスクとなる．歯科と連携して歯周病の治療やクリーニングを行い，家族に口腔ケアを指導する．

b）運動療法

膝痛，腰痛など整形外科的疾患，認知症，脳卒中の既往のある場合は，自分での歩行やトレーニングが行いにくい場合が多い．このような場合には，介護保険を利用して，通所リハビリテーション（デイケア）や訪問リハビリテーションを利用していくことが望まれる．

併発疾患が多い高齢者はフレイルがあることが多く，こうした患者に対しては，通所リハビリテーションなどでレジスタンス運動や多要素の運動が勧められる．多要素の運動は柔軟性運動，軽度のレジスタンス運動，有酸素運動，バランス運動，中等度以上の強度のレジスタンス運動を徐々に組み合わせて行うものである．

デイサービスにおいても，看護師が機能訓練指導員として，リハビリテーションに重きを置いているところもある．一方，肥満やメタボリックシンドロームの患者での過度の減量，急速な減量はサルコペニアのリスクとなるため，減量前および治療開始後に筋肉量を評価することが望ましい．心不全やCOPDの患者においては，必要により専門医の指示を仰ぎながら心臓・呼吸リハビリテーションを行う．

c）うつの評価と対応

閉じ込もりの患者のなかにはうつ傾向のものもあるため，必要に応じてうつの評価を行う．老年期うつ病評価尺度（geriatric depression scale：GDS）-15，あるいはその簡易版であるGDS-5などが用いられる．GDS-15は5点以上，GDS-5は2点以上で，うつの疑いがあるとされる．必要により，精神科の受診を勧め，投薬を考慮する．デイサービスの利用や運動療法は，他者との交流を通じて，心理状態の改善につながることも期待される．

d）薬物療法

併発疾患のある高齢糖尿病患者に薬物療法を開始する際に重要な点がいくつかある．まず，

総論：併発疾患のある糖尿病患者が来たら

各臓器の機能を評価し，薬剤が安全に投与できるかを確認しなければならない．また，認知症の患者では，患者が自分で服薬管理できるのかを確認するとともに，社会資源についても評価する．服薬管理に家族が関与できるのか，できるなら1日1回か，2回か，などである．家族の関与が難しい場合は，できるだけ服薬タイミングを1日1回としたり，一包化するなどの工夫を行うとともに，ヘルパーによる服薬の確認や看護師による週1回の注射製剤投与を行うなどの方法を考える．

薬剤の選択のうえでもうひとつ重要な点は，SU薬など低血糖を起こしうる薬剤はなるべく少なくするようにすることである．しかしながら，低栄養でインスリン分泌が低下しているものには，あえてインスリンを投与すると体重減少の予防に有用なことがあり，血糖コントロールが著しく不安定であるものや，中心静脈栄養（IVH）の患者にもインスリンが使用されるべきである．もちろん1型糖尿病や膵がんで膵全摘後の患者ではインスリンは必須となる．

ポリファーマシーの解消にも配慮する．併発疾患を持つ患者は主治医の把握していないところで複数の医療機関から処方を受けていることもあるので，お薬手帳などに目を通し，過剰な投薬がされていないか十分に確認する．必要があれば直接他医に確認する．作用の似た複数の薬剤についてはできるだけ1種類に統一し，服用回数の少ないものにするなどの工夫を行う．

e）シックデイ

発熱などで体調を崩したり，食欲不振で通常量の食事が摂れなくなったりする場合をシックデイと呼ぶ．併発疾患を有する患者は，併発疾患そのものの病状の変化や，治療薬の副作用などにより，併発疾患のない糖尿病患者よりもよりシックデイとなるケースが多いと予想される．ポリファーマシーと同様，併発疾患の主治医が異なる場合は普段からよく連携をとっておくことが重要であり，シックデイの場合の対応（シックデイルール）についてあらかじめ決定し，伝えておく必要がある．たとえば，発熱や食欲不振時に水分の多いものを摂取する，SU薬やメトホルミンは中止し，速効型インスリンを減量あるいは中止する，などだが，内容は患者の認知機能に応じて柔軟に設定する．医療機関を受診する目安（食事が摂れない場合，意識障害を伴う場合，血糖測定をしているものでは低血糖が頻発したり，高血糖が持続する場合）も併せて指示しておくことが重要である．

併発疾患を有する高齢糖尿病患者の特徴と治療における注意点を概説した．個々の併発疾患ごとの対応のしかたは，各論を参照されたい．いずれにしても重要な点は，併発疾患の内容によって，高齢糖尿病患者の個別性が非常に大きくなっていることであり，目標設定，アプローチともに，個々の症例に応じて柔軟に対応していく必要があるということである．

文献
1) 厚生労働省．平成24年国民健康・栄養調査結果の概要，2013
2) Huang ES et al. Rates of complications and mortality in older patients with diabetes mellitus: The Diabetes and Aging Study. JAMA Intern Med 2014; **174**: 251-258
3) Cheng G et al. Diabetes as a risk factor for dementia and mild cognitive impairment: a meta-analysisoflon-

gitudinalstudies. Intern Med J 2012; **42**: 484-491

4) Fried LP et al. Frailty in older adults: evidence for a phenotype. J Gerontol A Biol Sci Med Sci 2001; **56**: M146-M156

5) Fan Y et al. Diabetes mellitus and risk of hip fractures: a meta-analysis. Osteoporos Int 2016; **27**: 219-228

6) Park SW et al. Decreased muscle strength and quality in older adults with type2 diabetes: The Health, Aging, and Body Composition Study. Diabetes 2006; **55**: 1813-1818

7) Maraldi C et al. Diabetes mellitus, glycemic control, and incident depressive symptoms among 70- to 79-year-old persons: The Health, Aging, and Body Composition Study. Arch Intern Med 2007; **167**: 1137-1144

8) Benfield T et al. Influence of diabetes and hyperglycemia on infectious disease hospitalisation and outcome. Diabetologia 2007; **50**: 549-554

9) Löe H. Periodontal disease: the sixth complication of diabetes mellitus. Diabetes Care 1993; **16**: 329-334

10) 春日雅人ほか. 糖尿病と癌に関する委員会 糖尿病と癌に関する委員会報告. 糖尿病 2013; **56**: 374-390

11) Bremer JP et al. Hypoglycemia unawareness in older compared with middle-aged patients with type2 diabetes. Diabetes Care 2009; 32: 1513-1517

12) 日本老年医学会, 日本医療研究開発機構研究費・高齢者の薬物治療の安全性に関する研究 研究班 (編). 高齢者薬物療法の注意点—薬物有害事象の回避. 高齢者の安全な薬物療法ガイドライン 2015, 日本老年医学会, 東京, 2015: p.12-16

13) 日本老年医学会, 日本糖尿病学会 (編・著). 高齢者糖尿病診療ガイドライン 2017, 南江堂, 東京, 2017: p.46

14) 高齢者糖尿病の認知機能と ADL の評価について
http://www.jpn-geriat-soc.or.jp/tool/pdf/tool_01.pdf [最終アクセス 2018 年 1 月 13 日]

総論：併発疾患のある糖尿病患者が来たら

3 血糖コントロールに影響を及ぼす主な薬剤

　種々の薬剤や化学物質により耐糖能障害が生じ重篤な場合には糖尿病発症にいたることが知られている（表1）．耐糖能障害をもたらす機序は薬剤によって異なるが，多くの薬剤では直接的な膵 β 細胞でのインスリン分泌抑制に加えて，肝臓・骨格筋など標的臓器におけるインスリン抵抗性増大が複合的に作用して生じている．糖尿病の病型鑑別という観点からは，薬剤投与に伴う糖尿病が発覚し，細小および大血管症を認めず薬剤投与前の血液検査で血糖値・HbA1cが基準範囲内であることを証明できれば，"その他の特定の機序，疾患による糖尿病"と確定できるが，実際の症例では問診などから薬剤開始前からの耐糖能障害の存在が疑われたり，薬剤投与前の糖代謝データが欠落していることも多いため，鑑別に悩むことが少なくない．実臨床では全身性の副腎皮質ステロイド投与（内服投与または経静脈的投与）による耐糖能障害の頻度が圧倒的に多い．本項では副腎皮質ステロイドを中心とした薬剤性耐糖能障害に関する病態および臨床的マネジメントを列記し概説していく．

副腎皮質ステロイド投与による耐糖能障害

　薬理学的大量のグルココルチコイド（glucocorticoids：GC）は，膠原病や悪性疾患ではその強力な抗炎症作用や制吐作用を期待して広く使われており，GC によって非糖尿病あるいは糖尿病予備群であった症例で新たに糖尿病が発症した場合をステロイド糖尿病と呼んでいる．GC による骨粗鬆症，消化性潰瘍に対してはエビデンスおよび治療ガイドラインが普及しているが，ス

表1　耐糖能障害をきたす薬剤
①副腎皮質ステロイド（配合錠も含む） 　　内服薬：プレドニゾロン，リンデロン，セレスタミンなど 　　関節投与：レダコート
②心血管系作用薬 　　β遮断薬：アテノロール，メトプロロール，プロプラノロール 　　サイアザイド薬：ヒドロクロロチアジド 　　血管収縮薬：エピネフリン，ノルエピネフリン 　　脂質降下薬：スタチン，ニコチン酸
③第2世代抗精神病薬 　　クエチアピン，オランザピン，クロザピン
④抗てんかん薬 　　フェニトイン，バルプロ酸
⑤感染症治療薬 　　ペンタミジン，抗HIV薬，抗結核薬
⑥内分泌疾患治療薬 　　GH，GnRHアゴニスト，パシレオチド，オクトレオチド，経口避妊薬
⑦免疫抑制薬 　　シクロスポリン，FK506，IFN
⑧分子標的治療薬 　　mTOR阻害薬，チロシンキナーゼ阻害薬
⑨その他 　　子宮収縮抑制薬（リトドリン）

テロイド糖尿病に対するスクリーニングおよび治療戦略には統一のガイドラインはなく，経験に依存している部分が大きいのが現状である．その理由として，ステロイド糖尿病の発症は GC 投与量以外にも患者の膵 β 細胞予備能にも依存するため GC 投与開始時には発症予想が難しいこと，GC は 2 型糖尿病と類似した機序によって糖代謝異常を引き起こすため，個々の病態に則した介入が求められるため治療ガイドラインが立てにくいこと，GC の抗炎症作用による耐糖能障害改善も考慮しなくてはいけない症例もあること（例：自己免疫性膵炎）があげられる．上記の理由からステロイド糖尿病の適切な管理のためには，GC 投与前の適切なリスク評価と GC 投与後の経過観察による早期発見が肝要となる．

　GC は標的器官の細胞内に拡散したのち，細胞質に存在する GC 受容体に結合する．その後，核内に移行して DNA と結合して転写活性を制御する．標的細胞内では，活性型のコルチゾールは 11β hydroxysteroid-dehydrogenase type 2（11β HSD2）によって不活化型のコルチゾンに変換され，コルチゾンは 11β hydroxysteroid-dehydrogenase type 1（11β HSD1）によって活性型のコルチゾールへ変換される．GC の糖代謝への影響に関しては，筋肉，脂肪組織，肝臓，膵 β 細胞などにおいて多数の報告がある[1]．

a）副腎皮質ステロイドによる耐糖能異常発症の機序（図 1，図 2）

　骨格筋は食後の糖取り込みの約 80％ を担い，肝臓と並んでグリコーゲン蓄積の中心的役割も担う．骨格筋ではインスリンが細胞膜にある insulin receptor に結合することで，その下流シグナルである insulin receptor substrate-1（IRS-1）—phosphatidylinositol 3-kinase（PI3-K）—pro-

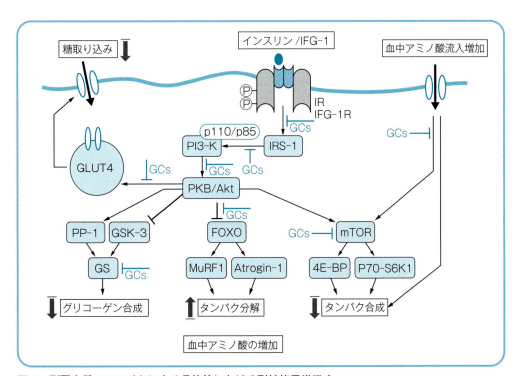

図 1　副腎皮質ステロイドによる骨格筋における耐糖能異常発症
（van Raalte DH et al. Eur J Clin Invest 2009; 39: 81-93 [1] を参考に著者作成）

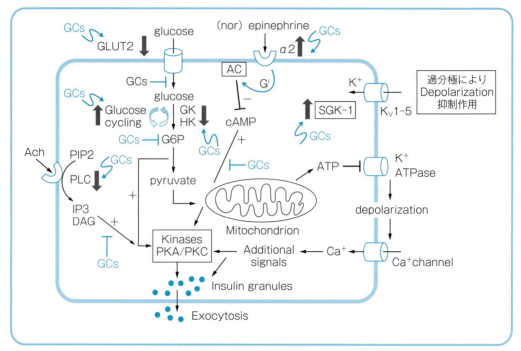

図2 副腎皮質ステロイドによる膵β細胞における耐糖能異常発症
(van Raalte DH et al. Eur J Clin Invest 2009; 39: 81-93[1] を参考に著者作成)

tein kinase B (PKB) のカスケードが賦活化し，細胞膜へ glucose transporter (GLUT4) の translocation が起こることで糖の細胞内への取り込みが亢進するが，GC は上記のそれぞれの段階でのシグナル伝達を阻害することが報告されている．また，以前より GC は肝でグリコーゲン合成自体を亢進させると報告されているが，近年の報告では骨格筋においてはグリコーゲン合成を抑制するとの報告が多い．GC は mammalian target of rapamycin (mTOR) 依存性のタンパク合成経路を阻害するとともに，ユビキチンプロテアソーム系の muscle RING finger protein 1 (MuRF1)・Atrogin-1 を活性化しタンパク分解を亢進させることで血中アミノ酸放出を亢進させる．その結果，増加する細胞内アミノ酸の流入は IRS-PI3K 経路を阻害することでインスリン抵抗性を惹起することが報告されている[1]．

一方で Cushing 症候群に代表されるように，GC 過剰状態は末梢皮下脂肪の萎縮と内臓脂肪の蓄積（中心性肥満）をもたらすことが知られている．これは末梢皮下組織と内臓脂肪組織における lipoprotein lipase (LPL) と hormone-sensitive lipase (HSL) の活性差が寄与しているといわれているが，詳細な機序は明らかになっていない．その結果，total body では GC 過剰は脂肪分解の亢進をもたらすことが知られている．脂肪分解の亢進によって血中 non esterified fatty acids (NEFA) や triglyceride (TG) の増加に伴う骨格筋内脂肪の増加により c-Jun amino-terminal kinase (JNK) や IkB kinase-β (IKK-β) を介してインスリン抵抗性を惹起することが報告されている．

肝臓において GC は肝糖新生の律速酵素である phosphoenol-pyruvate carboxykinase (PEPCK) や glucose-6-phosphatase (G6Pase) の発現を亢進させる．加えて筋や脂肪分解亢進による肝糖新生基質であるアラニンやグリセロールの増加，グルカゴンやカテコールアミンによ

る肝糖新生の増幅作用も介して複合的に耐糖能異常に寄与している.

膵 β 細胞におけるブドウ糖応答性インスリン分泌では,glucose transporter(GLUT2)によるグルコース取り込み—解糖系およびミトコンドリアでの酸化的リン酸化を経た ATP の産生—K_{ATP} チャネル閉鎖による膵 β 細胞脱分極による Ca 流入という各ステップが関与するが,GC は GLUT2 の発現抑制,glucokinase の発現低下を介した解糖系の抑制,serum and glucocorticoid inducible kinase-1(SGK1)を介した voltage 依存性 K チャネル発現増加による膵 β 細胞の再分極化によって,これらの経路を抑制する.

さらに GC は Diacylglycerol -phospholipase C -protein kinase C やカテコールアミン受容体-cAMP-protein kinase A などのインスリン分泌増幅にかかわる経路を抑制し,β 細胞への直接的なアポトーシスを誘導することも報告されている[2].

b)ステロイド糖尿病の頻度,リスク因子は？

GC 治療によるステロイド糖尿病の発症頻度に関して複数の報告がされている.英国での 64 万人の住民データベースを用いた後ろ向き解析では,生涯ヒドロコルチゾン内服量が 2.5 g 以上（プレドニゾロン 10 mg/day,2 ヵ月内服）以上の集団での糖尿病発症のオッズ比が 1.25 と有意に高値であったとされ,別の報告では GC 製剤投与に伴う糖尿病の発症頻度は 6～25% とされている[3].

ステロイド糖尿病の発症は本質的には 2 型糖尿病の発症過程と何ら変わらない.

すなわち,GC によるインスリン抵抗性増加に対して膵 β 細胞が代償性にインスリンを過分泌できる限りは糖代謝が正常に維持できるが,GC 負荷量が多量であったり負荷期間が長期化すれば膵 β 細胞への負荷増大による代償不全が起こり,インスリン分泌の相対的低下と耐糖能悪化が起こる.さらに結果としてもたらされる高血糖状態は更なる膵 β 細胞の機能障害をもたらすという "負の連鎖" を生み出す.人での検討において,膵 β 細胞機能は第 1 相インスリン分泌反応性（first phase insulin response：FPIR）と insulin sensitivity（SI）の積である disposition index（DI）で広く評価されており,DI が一定であれば膵 β 細胞機能は保たれていると判断する.DI 値は原法ではインスリンクランプ法あるいは,ミニマムモデルを用いることにより求められているが,日常臨床では煩雑なため ivGTT や OGTT でのインスリン初期分泌を用いることで代用している.健常若年者にデキサメタゾン（低用量 2 mg/day または高用量 6 mg/day）を 3 日間投与したあと,経静脈ブドウ糖負荷試験を用いて耐糖能変動をみた検討では,耐糖能はデキサメタゾン高用量群のみで悪化し,この際 SI 値は両群で有意に低下し FPIR は両群で有意に増加していたが,DI 値は高用量群のみで有意に減少していたことから,高用量デキサメタゾン投与では SI の低下（インスリン抵抗性の増大）に対して,FPIR 増大が不十分という膵 β 細胞代償不全が発症のトリガーとなり耐糖能が低下したことが証明された.ステロイド糖尿病のリスクファクターとして,以上から膵 β 細胞予備能の低い症例（DI 値が低い症例）があげられる.しかし,DI 値を用いた明確なリスク評価のカットオフ値は検討されておらず,糖尿病の家族歴,高齢者,肥満者,OGTT でのインスリン初期分泌（insulinogemic index）が低い症例は,DI 値の低く,ステロイド糖尿病のハイリスク集団と推定して経過観察する必要がある[4].

一方,GC 負荷量や負荷期間もリスク評価の重要な要素である.米国での医療保険加入者への調査では,インスリンや SU 薬投与を必要とする糖尿病の発症リスクは,ヒドロコルチゾン

総論：併発疾患のある糖尿病患者が来たら

40 mg/day 未満の投与例では非投与者の 1.8 倍，40～80 mg/day で 3 倍，120 mg/day では 10.3 倍であった．GC 投与量が多量の場合は，他のリスクファクターがなくてもステロイド糖尿病が発症する可能性がある．耐糖能の異常は GC 投与開始後 2～4 ヵ月までに 80％以内が発症するので，GC 投与初期の管理が重要となる．

c）副腎皮質ステロイド投与時の耐糖能障害へのマネジメント

臨床上の特徴は，空腹時血糖と昼食・夕食時血糖の乖離といえる．この現象はデキサメタゾンより薬理学的半減期の短いプレドニゾロン投与の際により顕著な傾向がある．臨床で最もよく使われる朝食後 1 日 1 回のプレドニゾロン投与では，その薬理学的作用は昼食後から夕食前に最も強く発現し，翌朝にはその薬理作用はほぼ消失している．さらに高用量のプレドニゾロン投与開始後数週間もすると，内因性の視床下部-ACTH-コルチゾール分泌が抑制されるため，空腹時血糖は正常下限～軽度低値まで低下することもしばしば認める．デキサメタゾン投与時には血糖上昇のピークが夕食前～寝る前になる症例もしばしば経験する．以上から空腹時血糖のみでステロイド糖尿病の早期発症を判断することは不可能であり，ハイリスク症例では，投与開始後数日に 1 回程度で毎食前，可能であれば食後血糖値も測定することで 1 日の血糖プロファイルをみて判断することが求められる．もし頻回の血糖測定が困難な場合は夕食前血糖値をスクリーニングとして用いる．

治療は 2 型糖尿病の治療方針と基本は変わらない．まず適切な食事運動介入を土台としたうえで，GC 投与前の臨床データから，強いインスリン抵抗性が存在するのか内因性インスリン分泌枯渇が予測されるかを判断のうえで薬剤選択を考える．耐糖能悪化が軽度にとどまっていれば経口血糖降下薬のみでの治療が可能な場合もあるが，SU 薬は空腹時低血糖を助長する可能性があり第一選択は避けるべきである．大量の GC 投与の場合には通常原因疾患の病勢も重篤である場合が多く，耐糖能改善が遅いと急性の高血糖合併症により患者の予後を脅かしかねないため，強化インスリン療法による早急な血糖コントロールが選択される場合が多い．この際は，昼食後から夕食前の高血糖を反映して特に昼食時および夕食時のインスリン必要量が多くなる傾向であることに留意する．また，症例によってはインスリン療法で一般的に用いられている超速効型製剤のみでは昼食後の GC による薬理作用を抑制しきれず，昼食後 2 時間後血糖は十分抑制しても，夕食前血糖の再上昇（リバウンド）を認めることがある．その場合には食事前インスリンを持続作用の長い regular insulin へ製剤変更することで血糖プロファイルが改善する症例もある．

心血管系作動薬による耐糖能障害

降圧薬のなかではサイアザイド利尿薬と β 遮断薬は耐糖能障害を引き起こす複数の報告がある．米国での大規模臨床研究 Antihypertensive and Lipid-Lowering Treatment to Prevent Heart Attack Trial（ALLHAT）では，55 歳以上の延べ 33,357 人の高血圧症患者を無作為に chlorthalidone 12.5～25 mg/day，アムロジピン 2.5～10 mg/day，リシノプリル 10～40 mg/day の 3 群に分けて平均 4.9±1.4 年介入し，プライマリーエンドポイントとして致死性冠動脈疾患または非致死性心筋梗塞の発症率を検討したが，薬剤介入前に空腹時血糖 126 mg/dL 未満であった群に

おいて，4年後に空腹時血糖値が126mg/dL以上に上昇した割合はアムロジピン群9.8%，リシノプリル群の8.1%に対してchlorthalidone群では11.6%と有意に高かった．サイアザイドによる耐糖能悪化の機序として古典的には低K血症によるインスリン分泌能低下が推定されており適正なK補充により分泌能は改善するとされている．実際，ALLHATでは経過中のK補充を許容しているのにもかかわらず，介入4年後時の血清K3.5mEq/L未満だった割合はアムロジピン群1.9%，リシノプリル群0.8%に対して，chlorthalidone群では8.5%と有意に高かった．一方，最近では血清K値とは独立して，血中FFA上昇や続発性のレニン・アルドステロン系賦活化によってインスリン抵抗性が惹起され耐糖能障害に寄与するとの報告もある[5,6]．

　β遮断薬は体重増加作用やβ_2作用遮断による膵β細胞からのインスリン分泌低下によって耐糖能障害を引き起こすとされている．45〜64歳の耐糖能障害のない成人12,550人を前向きに観察したThe Atherosclerosis Risk in Communities studyでは，6年間の追跡中に3,804人が新たに降圧薬服用開始となり，このうちβ遮断薬服用者では新たな耐糖能障害発生が降圧薬未服用群に比べて有意に多かった（relative hazard 1.28，95%信頼区間1.04〜1.57）が，他の降圧薬服用者では有意差を認めなかった[7]．

　以上よりサイアザイド利尿薬またはβ遮断薬服用によって耐糖能悪化のリスクが上がるといえるが，ALLHATではchlorthalidone群は耐糖能悪化にもかかわらず，結果として心血管イベント抑制効果を他剤と遜色なく認めている．また，β遮断薬のなかでも日本で最も汎用されているカルベジロールは，α遮断効果も包含するために古典的な非選択性β遮断薬メトプロロールと比べても耐糖能悪化作用は緩和される[8]．ゆえに糖尿病患者であってもあえて両剤の投与を躊躇する必要はなく血圧コントロールを優先して検討すべきと思われるが，その投与時においては慎重な糖代謝のフォローが必要であろう．

　3-hydroxy-3-methylglutaryl-coenzyme A（HMG-CoA）reductase inhibitors，いわゆるスタチン薬は高LDL血症の是正によって一次予防・二次予防ともに心血管イベント抑制に寄与することは多くの検討から明らかになっている．複数の大規模臨床研究を用いたメタアナリシスにおいて，スタチン投与患者では新規糖尿病発症が8〜13%程度増加するとされている．膵β細胞への直接的な影響や血中アディポネクチン低下によるインスリン抵抗性増加が機序としてあげられるが詳細な解明にはいたっていない．スタチンの種類や用量，患者年齢背景によって耐糖能障害の発症率は変わるとの報告もあり，更なる詳細な検討が期待される[9]．

　ニコチン酸はLDL低下作用に加えてHDL増加作用も合わせ持つ脂質異常症治療薬であるが，以前より肝糖新生亢進およびインスリン抵抗性増大を引き起こすことが知られている．しかしながら，468人の脂質異常症患者に二重盲検試験でニコチン酸またはプラセボを60週投与した検討では空腹時血糖の上昇はせいぜい5〜10mg/dL程度でありベースラインで糖代謝異常を認めていない群ではHbA1cは有意な上昇を認めなかったとの報告があり，ニコチン酸による耐糖能障害は臨床使用量の範囲においては限定的と考えられる[10]．

第2世代抗精神病薬による耐糖能障害

　第2世代抗精神病薬の上市後に耐糖能悪化および脂質異常症を認める報告が相次いだ．その

総論：併発疾患のある糖尿病患者が来たら

発症率は報告によって1〜30％と幅広く，2004年には米国糖尿病学会，米国精神医学会などが合同で本剤による耐糖能障害への注意喚起を促すステートメントを出している[11]．耐糖能障害はクロザピン，オランザピンで特に多く報告されており，日本では上記に加えてクエチアピンの3剤は糖尿病あるいは糖尿病の既往のある患者では使用禁忌となっている．本剤による耐糖能障害の多くは投与後数週間から6ヵ月程度で発症し，当初は原因として視床下部のヒスタミン受容体（サブタイプ1）およびセロトニン受容体（サブタイプ2a, 2c）拮抗に伴う摂食量増加による体重増加が想定されており，近年では主に胃から分泌される血中グレリン増加による摂食量増加の可能性も報告されている．一方で明らかな体重増加を認めずに糖尿病ケトアシドーシスまでいたる報告もあることから，本剤による直接的な膵β細胞障害によるインスリン分泌低下やインスリン抵抗性惹起作用の可能性が指摘されている．これまでのところ膵β細胞ではドパミン受容体（D_2受容体）が発現しており，本剤のD_2拮抗作用のためにインスリン分泌を低下させうる可能性や，健常人へのごく短期間のオランザピン投与でも体重変化をきたさずにレプチンの有意な増加を伴ったインスリン抵抗性増大が報告されているが，更なる機序の解明が必要と思われる[12]．本剤投与時には既往歴および耐糖能異常の家族歴を聴取し，数ヵ月ごとの体重増加，糖代謝，脂質プロファイルのフォローが必須と考えられる．

抗てんかん薬による耐糖能障害

フェニトインは中毒量の投与によって膵β細胞からのインスリン分泌を低下させ，加えてインスリン受容体以降のシグナル伝達を抑制することで耐糖能異常を生じることが報告されている．同じく抗てんかん薬であるバルプロ酸でも小児および成人使用例の一部で体重増加から耐糖能障害を引き起こしたとの報告がある[13]．

感染症治療薬による耐糖能障害

抗原虫薬であるペンタミジンはニューモシスチス肺炎に対して現在も適応があるが，高率に耐糖能異常を引き起こし，フランスからの報告では実に38.5％（48/128例）で耐糖能障害が引き起こされ，重篤な例ではインスリン依存性糖尿病までいたる報告もある[14]．耐糖能異常が生じる原因はストレプトゾシン投与時に類似し，β細胞への直接障害により細胞融解が生じ，循環血液にインスリンが逸脱し低血糖症状を引き起こしたのちに永続的なβ細胞消失による高血糖にいたると考えられている．HIV感染症で使用されるプロテアーゼ阻害薬の一部でも耐糖能障害の報告があり，リポジストロフィーも認めることよりインスリン抵抗性増大が耐糖能悪化の原因と考えられている．加えてリトナビルでの検討では，GLUT4の直接的阻害によって末梢での糖取り込み低下により耐糖能障害が生じるとされる．抗結核薬のイソニアジド投与時にはグルカゴン分泌が亢進するとともにクエン酸サイクルを停滞させることで高血糖が生じ，リファンピシンでは本剤の腸管からの吸収に応じ，糖質の腸管からの吸収速度も亢進するため高血糖をきたしうるとされる．

内分泌疾患治療薬と耐糖能障害

　先端巨大症をはじめとする下垂体腺腫や膵神経内分泌腫瘍の治療に用いられるソマトスタチンアナログは膵 β 細胞に直接作用しインスリン分泌を低下させることで耐糖能障害をきたすことが知られている．ソマトスタチン受容体には5種類のサブタイプ（SSTR1～5）があり，膵 β 細胞においては主にSSTR5が発現している．特に最近日本で上市されたSSTR5にも親和性の高いソマトスタチンアナログであるパシレオチドは，欧米で実に70～80％程度に耐糖能障害を引き起こすことが報告された．内因性インスリン分泌能予備能が脆弱とされる日本人ではさらに耐糖能障害の発症率が高いことが懸念されたが，事実承認時の国内臨床試験においては，33例中28例（84.8％）に副作用が認められた．日本ではパシレオチド使用開始後1ヵ月までは週1回，投与開始後1ヵ月から投与開始後3ヵ月までは1～2週に1回，血糖値を測定することを喚起している．薬剤介入を必要とする場合にはインスリン分泌抑制作用に対応するため，インスリン分泌促進系の薬剤（SU薬），速効型インスリン分泌促進薬（グリニド薬），DPP-4阻害薬またはGLP-1受容体作動薬，またはインスリンの投与を検討する[15]．

　GH分泌不全症は，狭心症，高脂血症，肝障害の合併率が有意に高く，①体組成の変化（内臓脂肪の増加と除脂肪体重＝"筋肉量"の減少）に伴う脂質・糖代謝異常，②骨塩量の減少に続発した運動機能低下，③疲労感・集中力低下などのQOL低下に伴う活動性の低下が認められ，GH補充療法によって上記の病態の改善が期待できる．一方で，GHは脂肪分解亢進に伴う細胞内FFA増加を介してPI-3 kinaseなどのインスリンシグナル抑制やグリコーゲン合成抑制を介し血糖上昇にも寄与することから，GH補充開始後数ヵ月は血糖上昇と代償性のインスリン分泌上昇が認められる[16]．このため，GH補充療法はすでに糖尿病を発症している患者では禁忌とされている．

免疫抑制薬と耐糖能障害

　シクロスポリンやタクロリムスをはじめとするカルシニューリン阻害薬はそれぞれTリンパ球内でシクロフィリンやFK506結合タンパク12と複合体を形成しカルシニューリンを阻害することで，IL-2依存性のヘルパーT細胞の機能を抑制し主に移植後の免疫抑制薬として用いられる．本剤はCREB活性化あるいはAktリン酸化を抑制することで膵 β 細胞からのインスリン分泌を抑制し，加えてカルシニューリン依存性のthe nuclear factor of activated T cells（NFAT）を抑制することで骨格筋リモデリングを介してインスリン抵抗性も惹起させるとの報告もある[17]．タクロリムスのほうが耐糖能障害の頻度は高いとされる．

分子標的治療薬と耐糖能障害

　がん治療薬として種々の薬剤が上市されている．IGF-1は腫瘍増大因子のひとつであり，IGF-1受容体を介してphosphatidylinositol 3-kinase（PI3K）活性，AKT，mammalian targer of rapamysin（mTOR）などの細胞内伝達物質の活性化することでその作用を発現する．ゆえにこ

総論：併発疾患のある糖尿病患者が来たら

れらをターゲットにした分子標的治療薬はインスリンシグナルと共通のものが多く高血糖を起こしうる.

子宮収縮抑制薬と耐糖能異常

日本で汎用されている選択的 β_2 刺激薬であるリトドリンは血糖上昇作用の報告があり，切迫早産時の副腎皮質ステロイド併用時には特に注意を要す [18].

文献

1) van Raalte DH et al. Novel insights into glucocorticoid-mediated diabetogenic effects: towards expansion of therapeutic options? Eur J Clin Invest 2009; **39**: 81-93

2) Ranta F et al. Dexamethasone induces cell death in insulin-secreting cells, an effect reversed by exendin-4. Diabetes 2006; **55**: 1380-1390

3) Gulliford MC et al. Risk of diabetes associated with prescribed glucocorticoids in a large population. Diabetes Care 2006; **29**: 2728-2729

4) Matsumoto K et al. High-dose but not low-dose dexamethasone impairs glucose tolerance by inducing compensatory failure of pancreatic beta-cells in normal men. J Clin Endocrinol Metabol 1996; **81**: 2621-2626

5) The Antihypertensive and Lipid-Lowering Treatment to Prevent Heart Attack Trial (ALLHAT). Major outcomes in high-risk hypertensive patients randomized to angiotensin-converting enzyme inhibitor or calcium channel blocker vs diuretic. JAMA 2002; **288**: 2981-2997

6) Eriksson JW et al. Hydrochlorothiazide, but not Candesartan, aggravates insulin resistance and causes visceral and hepatic fat accumulation: the mechanisms for the diabetes preventing effect of Candesartan (MEDICA) Study. Hypertension 2008; **52**: 1030-1037

7) Gress TW et al. Hypertension and antihypertensive therapy as risk factors for type 2 diabetes mellitus. Atherosclerosis Risk in Communities Study. N Engl J Med 2000; **342**: 905-912

8) Bakris GL et al. Metabolic effects of carvedilol vs metoprolol in patients with type 2 diabetes mellitus and hypertension: a randomized controlled trial. JAMA 2004; **292**: 2227-2236

9) Rajpathak SN et al. Statin therapy and risk of developing type 2 diabetes: a meta-analysis. Diabetes Care 2009; **32**: 1924-1929

10) Elam MB et al. Effect of niacin on lipid and lipoprotein levels and glycemic control in patients with diabetes and peripheral arterial disease: the ADMIT study: a randomized trial. Arterial Disease Multiple Intervention Trial. JAMA 2000; **284**: 1263-1270

11) Consensus development conference on antipsychotic drugs and obesity and diabetes. Diabetes Care 2004; **27**: 596-601

12) Ballon JS et al. Molecular pathophysiology of metabolic effects of antipsychotic medications. Trends Endocrinol Metab 2014; **25**: 593-600

13) Fathallah N et al. Drug-Induced Hyperglycaemia and Diabetes. Drug Saf 2015; **38**: 1153-1168

14) Assan R et al. Pentamidine-induced derangements of glucose homeostasis: determinant roles of renal failure and drug accumulation: a study of 128 patients. Diabetes Care 1995; **18**: 47-55

15) Reznik Y et al. Management of hyperglycaemia in Cushing's disease: experts' proposals on the use of pasireotide. Diabetes Metab 2013; **39**: 34-41

16) Maison P et al. Impact of growth hormone (GH) treatment on cardiovascular risk factors in GH-deficient adults: a Metaanalysis of Blinded, Randomized, Placebo-Controlled Trials. J Clin Endocrinol Metabol 2004; **89**: 2192-2199

17) Chakkera HA, Mandarino LJ. Calcineurin inhibition and new-onset diabetes mellitus after transplantation. Transplantation 2013; **95**: 647-652

18) Itoh A et al. Time-dependent changes in insulin requirement for maternal glycemic control during antenatal corticosteroid therapy in women with gestational diabetes: a retrospective study. Endocr J 2016; **63**: 101-104

各論：

実践！　疾患別の対応法

各論：実践！ 疾患別の対応法

1 認知症

糖尿病×認知症 で注意すべきポイント

- 重症低血糖は認知症発症のリスクとなる⇔認知症は重症低血糖のリスクとなる．
- 高血糖は認知機能障害をきたしうる⇔認知機能障害は高血糖をきたしうる．

- 認知症の患者はエネルギー摂取不足になりやすく，バランスが偏りやすい．
- 低栄養（体重減少やビタミン不足）は認知症のリスクとなりうる．

- 定期的な運動は認知症を予防する．
- 多要素の運動は一部の認知機能障害を改善する．
- 認知症があっても運動療法は認知機能やADLの低下予防に有効である．

- 認知機能障害の重症度が大きいほど，重症低血糖を起こしやすい．
- 柔軟な血糖コントロール目標を設定する．
- 服薬数やインスリンの回数を減らし，治療の単純化を行う場合がある．

糖尿病医が知っておきたい 認知症の基本

◆ 病態

認知症は複数の領域の認知機能障害が起こり，社会生活が障害される疾患である．

糖尿病患者が高齢化することにより，認知機能障害や認知症を合併した糖尿病患者も増加している．高齢者の認知症有病率を約15%，糖尿病の認知症発症リスクを約1.5倍と仮定すると，日本には約125万人の認知症がある高齢者糖尿病がいると推定される．

糖尿病患者は糖尿病でない人と比べて，アルツハイマー病を約1.5倍，血管性認知症を約2.5倍起こしやすい[1]．中年期の糖尿病だけでなく，80歳以上の高齢者糖尿病でも認知症発症のリスクとなる．

また，糖尿病は認知症にいたっていない軽度認知障害（MCI）もきたしやすい．糖尿病では実行機能（遂行機能），言語記憶，視覚記憶，注意力，情報処理速度，運動機能などの認知機能が障害されやすい[2]．特に，実行機能障害または記憶障害があると糖尿病のセルフケアが困難になる．

a）認知症の発症を加速する因子（危険因子）

剖検における糖尿病の脳ではアルツハイマー病の病理所見である老人斑や神経原線維変化は

増加していない．すなわち，糖尿病自体がアルツハイマー病を引き起こすというよりは，糖尿病がアルツハイマー病などの認知症発症を加速していると考えられる．糖尿病における認知症発症を加速する因子は，①インスリン抵抗性，②血糖コントロール不良，③動脈硬化，④低栄養の4つがあげられる．

インスリン抵抗性の増加は糖尿病の前段階の耐糖能異常の段階から起こりうる．肥満（内臓脂肪の蓄積），身体活動量低下，高脂肪食，うつ病，睡眠時間の不足，炎症などはインスリン抵抗性を高くするが，これらは糖尿病発症または動脈硬化性疾患発症の危険因子であるだけでなく認知症発症の危険因子である．

血糖コントロールでは，高血糖，重症低血糖，血糖変動が大きいことが認知症発症の危険因子となりうる．HbA1c 7.0%以上がMCIから認知症への移行の危険因子であり[3]，平均血糖値190mg/dL（HbA1c 8.2%に相当）では認知症発症リスクが約1.6倍であると報告されている[4]．高血糖は認知機能障害をきたす機序の詳細は不明であるが，酸化ストレス，炎症を介して血液脳関門の破綻，細小血管の異常，脳白質統合性異常などが起こると考えられている．重症低血糖と認知症とは双方向の関係があり，重症低血糖があると認知症は1.68倍，認知症があると重症低血糖は1.61倍起こりやすい[5]．

b）認知機能検査

一般的に行われているMini-Mental State Examination（MMSE）や改定長谷川式簡易知能評価スケール（HDS-R）は遂行機能障害を評価する項目に乏しい．遂行機能障害をみる検査には，時計描画試験，言語流暢性検査などがある．

MoCAはMCIをスクリーニングすることができる検査で，MMSEよりも糖尿病患者の認知機能障害を見い出すことができる[6]．日本語版のMoCA-J（Japanese version of MoCA）があり，30点満点で25点以下がMCI，18点以下が認知症疑いである．

DASC-21（Dementia Assessment Sheet for Community-based Integrated Care System-21 items）は地域包括ケアシステムのための認知症スクリーニングシートであり，介護職員やメディカルスタッフでも施行できる21の質問からなる[7]．31点以上が認知症疑いであり，さらに重症度判定が可能であり，場所の見当識障害，着替えの障害，基本的ADLの障害のいずれかが障害されている場合は中等度認知症と判定できる．DASC-21では患者本人だけでなく介護者からの聴取による評価が望ましい．

c）認知症の診断

MMSE 23点以下，HDS-R 20点以下，Mini-Cog 2点以下，MoCA 18点以下，またはDASC-21が31点以上の場合には認知症が疑われる．MoCAは25点以下，MMSE 27点以下ではMCIが疑われる．複数の領域の認知機能低下と社会生活障害がある場合に認知症と診断する．National Institute on Aging-Alzheimer s Association（NIA-AA）の診断基準が使いやすい．認知機能障害があっても社会生活がおおむね自立している場合は，MCIを考える．せん妄やうつ病を除外することと，甲状腺機能低下症，慢性硬膜下血腫，正常圧水頭症などを見逃さないようにすることが大切である．

d）認知症の症状

認知症の症状は記憶障害，遂行機能障害などの中核症状以外に徘徊，興奮，うつ，介護への抵抗などの心理・行動症状（behavioral and psychological symptoms of dementia：BPSD）がある．BPSD があると，介護者の介護負担が大きくなり，糖尿病の治療を開始することができない．BPSD は認知症初期でも起こりうる．

◆ 治療のエッセンス

認知症合併の糖尿病患者では柔軟な血糖コントロール目標を設定し，低血糖と著しい高血糖を避ける．食事摂取量低下や体重減少に注意し，バランスのよい食事を摂るようにする．社会サービスを利用し，レジスタンス運動を含む運動を行うことが認知機能維持に重要である．薬物療法は低血糖，転倒，体重減少，体重増加などの薬物有害事象を避け，治療の単純化を行ってアドヒアランスの向上を図り，かつ介護者の負担を軽減する．

糖尿病×認知症は何が問題となるか？

認知症やMCIの患者では記憶障害や遂行機能障害が起こり，その結果，糖尿病のセルフケアが障害され，高血糖になりやすい．認知症合併患者では高血糖高浸透圧症候群（HHS）をきたしやすい[8]．高血糖はさらに認知機能障害を引き起こし，悪循環を形成しうる．また，上記のように認知症と重症低血糖は双方向の関係があり，これも悪循環を形成する．

認知症があると，決まった時間に決まった量の服薬を行うことやインスリンの自己注射が困難となる．

軽度から中等度の認知症では，遂行機能障害による買い物や食事の準備の障害，決定能力の障害による食品の選択の遅延が起こる[9]．中等度から重度の認知症では，失行，行動異常による徘徊，興奮，失認，食行動異常，嚥下障害がみられ，重度認知症では拒食が起こりやすく，食品の認識不能などによる嚥下障害をきたし，誤嚥性肺炎の原因となりうる．

認知機能が低下すると，活動性が低下し，家に閉じ込もるようになり，その結果，認知機能がさらに低下する．また，認知機能障害例では転倒しやすいことにも注意する．

介護者は日常の介護や BPSD の対応以外に食事・服薬，インスリン注射，血糖測定を肩代わりして行うことで，その介護負担はさらに増える．介護者の負担を軽減するためには，BPSD を治療し，糖尿病の治療を単純化し，社会サービスの利用をすることが大切である．

糖尿病×認知症はこう治療する

食事療法はどうする？

認知症合併の患者では体重や食事を定期的にモニターし，体重減少や食事摂取低下などの低栄養の症状に注意する．また，食事摂取は不規則となりやすく，進行すると食事摂取量がさらに低下する．ビタミン（カロテン，B_2，パントテン酸）や緑黄色野菜の摂取低下は認知機能低下をきたしやすくなる[10]ので，野菜を十分とるように介護者やヘルパーにも指導する．食事の多

様性を増やすことに努め，宅配食の利用も考慮する．食事が摂れなかった場合に代替のもの（ゼリー，ヨーグルト，プリンなど）で補うように指導する．または，経口栄養補助剤を利用する．

運動療法はどうする？

認知症や MCI であっても運動療法は身体機能や認知機能を改善させる効果がある．運動のなかではレジスタンス運動（筋力トレーニング）は MCI の患者における筋力だけでなく，認知機能を改善する[11]．下肢機能が低下した糖尿病患者でも，有酸素運動，柔軟性運動，レジスタンス運動を組み合わせた多要素の運動を行うと認知機能全般，遂行機能，記憶力，情報処理能力が改善または改善すると報告されている[12]．

したがって，認知症合併例では介護保険を申請し，デイケアなどのサービスを依頼し，そこでレジスタンス運動または多要素の運動を少なくとも週 2 回行うことが勧められる．MCI で介護保険で認定されない場合には，市町村での運動教室，ジム，自転車こぎ，ヨガ，太極拳などの運動を勧める．

有酸素運動も長期間行うと安静にした場合と比べて認知機能が改善する[13]ので，ヘルパー付き添いの散歩などで身体活動量を増やすことも大切である．

薬物療法はどうする？

認知症合併例で薬物の有害事象である低血糖，転倒・骨折，体重減少などのリスクを小さくするような薬物療法を行う．

経口血糖降下薬は DPP-4 阻害薬を中心に，メトホルミン，少量の SU 薬，グリニド薬，α グルコシダーゼ阻害薬などを使用する．メトホルミンは eGFR を用いて腎機能を定期的に評価しながら使用し，eGFR 45 未満で 500 mg/day に減量し，eGFR 30 未満で中止する．SU 薬は重症低血糖のリスクの小さいグリクラジドを 10～20 mg/day で使用し，eGFR 30 未満で原則中止する．グリニド薬や α グルコシダーゼ阻害薬はアドヒアランスが低くなるので，服薬タイミングを食直前に統一し，1 日 2 回の投与を行う場合もある．

SU 薬やインスリンを使用する場合には，介護者や施設介護スタッフに低血糖やシックデイの教育を行う．いつもと違った症状がある場合にはブドウ糖を摂るように教育し，食事摂取が低下した場合には SU 薬は中止し，インスリンは減量を行うようにあらかじめ指導を行う．メトホルミンもシックデイの場合は中止する．

認知症合併の 2 型糖尿病の場合，可能ならば服薬数を減らし，服薬回数を 2 回までとし，介護者の負担を軽減する．インスリンの頻回注射は経口血糖降下薬（DPP-4 阻害薬など）を併用し，1 日 1 回の持効型溶解インスリンや週 1 回の GLP-1 受容体作動薬に変更を試みる．

各論：実践！　疾患別の対応法

Ⓐ 注意すべき糖尿病治療薬

薬剤	理由
SU 薬 （グリベンクラミド，高用量のグリメピリド）	○重症低血糖をきたしやすい ○骨折のリスクがある
インスリン （特に中間型インスリンや頻回のインスリン注射）	○重症低血糖をきたしやすい
グリニド薬	○服薬アドヒアランスが低下しやすい ○高用量使用例や腎不全例では低血糖が起こりやすい
α グルコシダーゼ阻害薬	○服薬アドヒアランスが低下しやすい
チアゾリン薬	○女性で骨折のリスクがある
SGLT2 阻害薬	○水分摂取ができず，脱水になりやすい ○体重減少のリスクがある
メトホルミン（高用量）	○体重減少のリスクがある

Ⓑ 使用が勧められる糖尿病治療薬

薬剤	理由
DPP-4 阻害薬	○低血糖を起こしにくく，転倒のリスクは増加せず，体重減少も起こりにくい
ビグアナイド薬（少量）	○低血糖を起こしにくい，少量の使用であれば体重減少は起こりにくい
グリクラジド（少量）	○ 10～20mg/day 使用する．他の SU 薬と比べて低血糖が起こりにくい
GLP-1 受容体作動薬（週 1 回製剤）	○低血糖が起こりにくい ○訪問看護を利用して，注射を行うことができる ○毎日注射する GLP-1 受容体作動薬と比べて消化器症状は比較的出にくい
持効型溶解インスリン	○中間型（混合型）インスリンと比べて低血糖が起こりにくい ○ 1 日 1 回介護者が都合のよい時間に注射することができる

【コラム：血糖コントロール目標】

　認知機能障害が MCI，認知症と進むにつれて，低血糖のリスクは段階的に大きくなる [14]．また，認知症合併患者に臨床的複雑性がある患者に HbA1c 7.0％未満でも経口血糖降下薬やインスリンを増やすなどの強化療法を行うと重症低血糖のリスクがさらに増大することが報告されている（図 1）[15]．

　こうしたエビデンスを踏まえて，日本糖尿病学会と日本老年医学会の合同委員会では認知機能と ADL の評価に基づいた高齢者糖尿病の血糖コントロール目標（HbA1c 値）を発表している [16]．SU 薬やインスリンなど低血糖のリスクが危惧される薬剤を使用する場合には，中等度以上の認知症合併患者の目標は HbA1c 8.5％未満（目標下限値7.5％）となる．目標下限値を下回った場合は低血糖の評価を行う．

　一方，低血糖のリスクが危惧される薬剤を使用しない場合の目標値は HbA1c 8.0％未満である．

1. 認知症

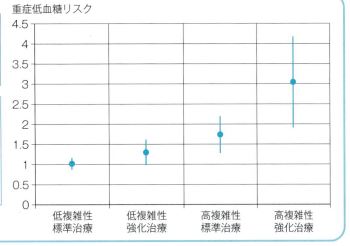

図1 認知症などの高度の臨床的複雑性を持つ患者に強化治療を行うと重症低血糖が高頻度になる
Optumabs Data Warehousefの31,542人のデータ解析.
(McCoy RG et al. JAMA Intern Med 2016; 176: 969-978 [15] より引用)

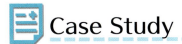

Case Study

83歳, 女性.
【既往歴】特記すべきものなし
【家族歴】母が糖尿病
【生活歴】夫と長女夫婦と4人暮らし. 介護保険未申請. 喫煙なし, アルコールなし.
【経過】
43歳に近医にて糖尿病を指摘された. 66歳よりインスリン導入となった.

82歳近医より紹介され当院を受診. 混合型インスリンを朝18単位, 夕12単位で治療したが, ここ6ヵ月間で血糖コントロールが悪化し, HbA1c 9.7%となっていたので, 精査にために入院となった. 体重減少はない.

身長152cm, 体重37.4kg, BMI 16.1. 血圧135/69mmHg, 頭頸部：異常なし, 心臓：収縮期雑音あり, 肺ラ音なし, 腹部：異常なし. 四肢：両側アキレス腱反射消失, 下肢振動覚右1秒, 左2秒, 足背動脈脈拍微弱. 血液検査：Alb 4.2g/dL, BUN 9mg/dL, Cr 0.58mg/dL, 総コレステロール270mg/dL, HDLコレステロール40mg/dL, TG 360mg/dL, 空腹時血糖164mg/dL, HbA1c 9.7%, 空腹時CPR 1.4ng/mL
頭部MRI：脳梗塞はないが, 脳白質病変と脳萎縮がみられる
認知機能：MMSE 19点
ADL：買い物, 服薬管理, 金銭管理ができず手段的ADL低下あり. 入浴や着替えができず, 基本的ADL低下がある. BPSDなし.

入院後インスリン手技ができていないことがわかった. 中等度の認知症があり, 退院後もインスリンの自己注射を継続することは困難と判断した. 強化インスリン療法で血糖コ

ントロールしたのちに，DPP-4 阻害薬などの内服薬を追加し，インスリンからの離脱を試みた．最終的にシタグリプチン 100 mg/day，メトホルミン 1,000 mg/day，グリクラジド 20 mg/day の内服で，インスリンを中止でき，空腹時血糖は 110〜200 mg/dL 台で推移し，退院となった．

❶ まずはじめに考えること

手段的 ADL 低下とインスリン治療にもかかわらず，血糖コントロールが悪化していることから，インスリン手技を確認するとともに，認知機能障害がないかを疑う．MMSE などの認知機能検査を行う．MMSE 23 点以下より，認知症が疑われ，複数の領域の認知機能低下と社会生活の障害より，認知症と診断する．あるいは専門医（神経内科，老年内科，精神科）にコンサルトし，認知症の診断を依頼する．

❷ 治療の実際

基本的 ADL も低下しているので中等度の認知症と診断した．血管性認知症やその他の認知症は否定的であり，アルツハイマー病による認知症と診断した．ドネペジル 3 mg/day から開始し，5 mg/day の投与を行った．

介護保険を申請し，要介護 1 であったのでデイケアを週 2 回依頼した．家族を含めて栄養指導を行い，緑黄色野菜の摂取を促した．

治療の単純化を行う．1 日 2 回のインスリン治療を強化インスリン療法で血糖コントロールしたのちに，2 型糖尿病であったのでインスリン離脱を試みた．今回はインスリン離脱が成功したが，困難である場合には持効型溶解インスリン 1 日 1 回注射または GLP-1 受容体作動薬の使用を考慮する．血糖コントロール目標は中等度の認知症，基本的 ADL 低下もあるのでカテゴリー Ⅲ となり HbA1c 8.5％未満（目標下限値 7.5％）となる．

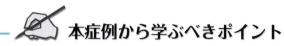

本症例から学ぶべきポイント

- ☑ 高齢者がインスリン治療しているのに高血糖になった場合は，認知機能障害を疑うべきである．記憶障害以外に手段的 ADL 低下も認知機能障害を疑う手がかりとなる．
- ☑ 認知症と診断した場合は介護保険を申請し，デイケアなどの社会サービスを導入し，介護者の負担を軽減する．
- ☑ 柔軟な血糖コントロール目標を設定し，インスリンの回数や服薬の種類や回数を減らすことで，治療の単純化を試みる．

文献

1) Cheng G et al. Diabetes as a risk factor for dementia and mild cognitive impairment: a meta-analysis of longitudinal studies. Intern Med J 2012; **42**: 484-491

2) Palta P et al. Magnitude of cognitive dysfunction in adults with type 2 diabetes: a meta-analysis of six cognitive domains and the most frequently reported neuropsychological tests within domains. J Int Neuropsychol Soc 2014; **20**: 278-291

3) Ma F et al. Conversion of mild cognitive impairment to dementia among subjects with diabetes: a population-based study of incidence and risk factors with five years of follow-up. J Alzheimers Dis 2015; **43**: 1441-1449

4) Crane PK et al. Glucose levels and risk of dementia. N Engl J Med 2013; **369**: 540-548

5) Mattishent K, Loke YK. Bi-directional interaction between hypoglycaemia and cognitive impairment in elderly patients treated with glucose-lowering agents: a systematic review and meta-analysis. Diabetes Obes Metab 2016; **18**: 135-141

6) Alagiakrishnan K et al. Montreal Cognitive Assessment is superior to Standardized Mini-Mental Status Exam in detecting mild cognitive impairment in the middle-aged and elderly patients with type 2 diabetes mellitus. Biomed Res Int 2013; **2013**: 186106

7) Awata S et al. Development of the Dementia Assessment Sheet for Community-based Integrated Care System. Geriatr Gerontol Int 2015 Geriatr Gerontol Int 2016; **16** (Suppl 1): 123-131

8) 山岡巧弥ほか．高血糖高浸透圧症候群（HHS）を発症した高齢者の背景因子と臨床的特徴の検討．日本老年医学会雑誌 2017; **54**: 349-355

9) Volkert D et al. ESPEN guidelines on nutrition in dementia. Clin Nutr 2015; **34**: 1052-1073

10) Araki A et al; the Japanese Elderly Diabetes Intervention Trial Research Group. Low intakes of carotene, vitamin B2, and calcium predict cognitive decline among elderly patients with diabetes mellitus: the Japanese Elderly Diabetes Intervention Trial. Geriatr Gerontol Int 2017; **17**: 1168-1175

11) Mavros Y et al. Mediation of Cognitive Function Improvements by Strength Gains After Resistance Training in Older Adults with Mild Cognitive Impairment: Outcomes of the Study of Mental and Resistance Training. J Am Geriatr Soc 2017; **65**: 550-559

12) Espeland MA et al. Effects of Physical Activity Intervention on Physical and Cognitive Function in Sedentary Adults With and Without Diabetes. J Gerontol A Biol Sci Med Sci 2017; **72**: 861-866

13) Ahlskog JE et al. Physical exercise as a preventive or disease-modifying treatment of dementia and brain aging. Mayo Clin Proc 2011; **86**: 876-884

14) Feil DG et al. Risk of hypoglycemia in older veterans with dementia and cognitive impairment: implications for practice and policy. J Am Geriatr Soc 2011; **59**: 2263-2372

15) McCoy RG et al. Intensive treatment and severe hypoglycemia among adults with type 2 diabetes. JAMA Intern Med 2016; **176**: 969-978

16) 日本糖尿病学会（編・著）．糖尿病治療ガイド 2016-2017，文光堂，東京，2016: p.97-98

各論：実践！　疾患別の対応法

2　うつ症状・うつ病

糖尿病×うつ症状・うつ病で注意すべきポイント

- うつ病（状態）の症状は「うつ気分」「悲哀感（悲しい気分）」だけではない．身体症状として表現されることが多い．
- うつ病治療は精神療法と薬物療法に大別される．薬物療法は抗うつ薬が用いられるが，効果発現に時間がかかる．
- 糖尿病とうつの合併例では共同ケアが有効であるが，実施できる施設はまだ少ない．
- 専門医に任せたほうがよいうつ症状を見極め，患者の状態や希望に応じた精神科医療機関に紹介する．

糖尿病医が知っておきたいうつ症状・うつ病の基本

◆ 病態

　うつは英語表記では depression であるが，日本語ではうつ症状，うつ状態，うつ病など類似した表現が多くあり，混乱を招く原因になるので整理をしておく．うつ病は，様々な精神機能のなかで気分・感情が主に障害される疾患のひとつである．診断にはいくつかの症状が揃っていることが必要である．診断基準として繁用される DSM-5 において「うつ病/大うつ病性障害」と記述されている一群が典型的な病像である（表 1）[1]．

　抑うつ気分，喜びの喪失といった精神症状に加えて，全身倦怠感，体重減少あるいは増加といった身体症状がほとんど常に伴っていることが特徴である．つまり，「うつ病」とは単純な精神疾患というよりも心身相関的病態である．「うつ症状」は抑うつ気分などうつ病にみられる精神症状を指して使用されることが多く，うつ病と必ずしも一致しない．近親者の死に対する悲哀反応としても出現する．「うつ状態」はいろいろな使われ方をされているが，「他の精神，身体疾患および薬物使用に随伴したうつ症状群」で使われることが多いようである．脳血管障害やパーキンソン病にみられる抑うつ気分，精神運動抑制などが相当する．

　このところ，マスコミでうつ病を取り上げられることが多くなっているが，日本の有病率は平成 18 年度で生涯有病率 6.3％，12 ヵ月有病率が 2.1％と報告されている．2011 年の推計患者数は 7 万人であり，ありふれた疾患といえるだろう[2]．

◆ うつを疑う初期症状と評価方法

　うつ症状があってもそれが一定期間（2 週間以上）持続してない場合や，診断基準を満たすだけの症状の種類がみられないこと，さらには以前の状態に比べて仕事や家庭での生活レベルが

表1　うつ病（DSM-5）/ 大うつ病性障害　診断基準（抜粋）

抑うつ気分または興味の喪失が2週間以上持続している点を重視すること.

A. 以下の症状のうち5つ（またはそれ以上）が同じ2週間の間に存在し，病前の機能からの変化を起こしている．これらの症状のうち少なくともひとつは（1）抑うつ気分，または（2）興味または喜びの喪失である．
注：明らかに他の医学的疾患に起因する症状は含まない．
　(1) その人自身の言葉（例：悲しみ，空虚感，または絶望を感じる）か，他者の観察（例：涙を流しているように見える）によって示される抑うつ気分
　(2) ほとんど1日中，ほとんど毎日の，すべて，またはほとんどすべての活動における興味または喜びの著しい減退（その人の説明，または他社の観察によって示される）
　(3) 食事療法をしていないのに，有意の体重減少，または体重増加（例：1ヵ月で体重の5%以上の変化，またはほとんど毎日の食欲の減退または増加）
　(4) ほとんど毎日の不眠または過眠
　(5) ほとんど毎日の精神運動焦燥または制止（他者のよって観察可能で，ただ単に落ち着きがないとか，のろくなったという主観的感覚ではないもの）
　(6) ほとんど毎日の疲労感，または気力の減退
　(7) ほとんど毎日の無価値観，または過剰であるか不適切な罪責感
　(8) 思考力や集中力の減退，または決断困難がほとんど毎日認められる（その人自身の言明による，または他者によって観察される）
　(9) 死についての反復思考（死の恐怖だけではない），特別な計画はないが反復的な自殺念慮，または自殺企図，または自殺するためのはっきりとした計画
B. その症状は，臨床的に意味のある苦痛，または社会的，職業的，または他の重要な領域における機能の障害を引き起こしている．
C. そのエピソードは物質の生理学的作用，または他の医学的疾患によるものでない．

（日本精神神経学会（日本語版用語監修），髙橋三郎，大野　裕（監訳）．DSM-5 精神疾患の診断・統計マニュアル，医学書院，東京，2014：p.160-161 [1] より許諾を得て転載）

表2　うつ病を見抜くポイントとなる症状

自責感と自分を過小評価する妄想（微小妄想）
　○疾病妄想：病気になってもう治らないと信じ込む
　○貧困妄想：お金がまったくなくなってしまったと信じ込む
　○罪業妄想：自分はとんでもない悪事をはたらいたと信じ込む

高齢者で微小妄想があったら重度のうつを疑え！
うつ病を見抜くポイントとなる症状のなかでも，高齢者で微小妄想があったら重度のうつである可能性が高い．

保たれているようであれば注意深い観察のみでみていくことができるが，診断基準に合致してくる症例では治療開始を考える．

　診断基準にあがっている症状のなかで，特に抑うつ気分と，喜びの喪失の2項目が2〜3週間続いていると「うつ病」を疑う．抑うつ気分は，悲しい感じ，独りでいるといつのまにか涙を流している状態である．ただし，高齢者ではあまり多くない．興味・喜びの著しい減退とはそれまで好きだったことをやらない，趣味をやらない，楽しさを感じられない状態である．直接的に表現されず，体のだるさとして表現されたりする．以前の状態との差が大きい点に着目する．

　うつが重症であることを示唆する初期の兆候として自責の念から発展した妄想的観念（微小妄想）がある（表2）．これは自己の状態を異様なほどに過小評価してしまう状態であり，高齢者によくみられる．典型的には貧困妄想（お金がまったくない），疾病妄想（自分の病気はもう治らないと信じ込む），罪業妄想（自分は悪い人間だと信じ込む）のどれか，あるいは併存で認められる．特に，疾病妄想があると「もう治らないのだから，食事を摂らなくてよい」ということで拒食となり，糖尿病治療に悪影響を及ぼすことがある．

　うつ症状の有無や重症度を評価することは，合併する身体疾患の治療を行ううえでも重要な

情報である．自己評価式の簡易な評価尺度としてよく用いられるものに，Zung の自己評価式抑うつ性尺度(SDS)がある．高齢者のうつ症状の評価としてよく用いられるのが Geriatric Depression Scale (GDS)-15 である．15 の質問項目にはい・いいえで答えてもらう自記式検査法でありうつ状態の有無を判定するスクリーニングとして有用である[3]．GDS-15 において 5 項目以上該当する場合，うつ状態が疑われ，11 点以上では重症であると考えれる．ただし，GDS が高値であることが直ちに「うつ病」であることを意味するわけではない．うつ症状の重症度の判定にはハミルトンうつ病評価尺度(Hamilton Rating Scalr for Depression：HAM-D)，モントゴメリー・アスバーグうつ病評価尺度(Montgomery-Asberg Depression Rating Scale：MADRS)がよく用いられる．

糖尿病×うつ症状・うつ病は何が問題となるか？

糖尿病とうつの合併頻度は高い．疑い例まで入れると 3 割以上の人に合併している[4]．糖尿病のような慢性疾患に罹患していると生活機能の低下などから，心因反応的にうつ状態になると考えたくなるが，機序はそれほど単純ではない．うつ病と糖尿病の発症には双方向性の関係があるのである．うつ病において糖尿病の発症リスクは 1.6 倍に上がり，糖尿病例ではうつ病発症リスクが 1.15 倍高い[5]．

糖尿病とうつ病は多様でかつ複雑に相互作用する生理学的，心理・社会的危険因子を共有していると考えられている(図1)[2]．うつ病では視床下部–下垂体–副腎皮質系の亢進や，自律神経

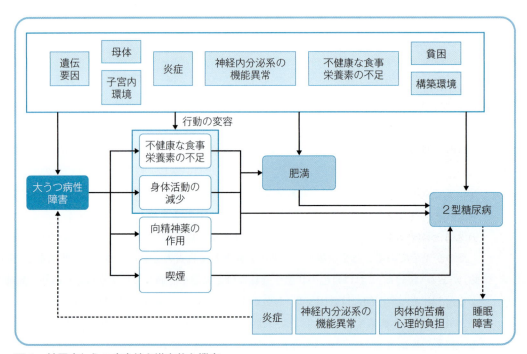

図1 糖尿病とうつ病を結ぶ潜在的な機序
糖尿病とうつ病は双方向性のリスクである．
(峯山智佳，野田光彦．プラクティス 2015; 32: 296[2] より引用)

2. うつ症状・うつ病

表3　うつ状態とアパシーの違い		
	うつ状態	アパシー
基盤にある病態	機能性，心因，環境因子	慢性脳障害，認知症，全身衰弱，フレイル
症状	悲哀感，喜びの喪失，自責感，焦燥感（あせり）	意欲低下，無関心
評価法	GDS，CES-D，HAMD，MADRS など	やる気スコア，意欲の指標
治療法	抗うつ薬，急性期は精神的安静	脳賦活剤，作業療法などの非薬物的アプローチ

フレイル高齢者ではアパシーを呈することが多い．うつ状態との区別に配慮することが求められる．

系の失調（交感神経優位状態の持続），炎症性サイトカインの増加，睡眠障害によるインスリン感受性の低下などが起こる．これらは糖尿病との共通病態基盤があることを示唆する[5]．さらに，精神運動抑制により，食事が不規則になりがちであることや運動不足になることなどの行動面での変化がリスクとなると考えられる．糖尿病にうつ病が併存すると，療養に求められるセルフケアや治療行動へのアドヒアランスの低下から，血糖コントロール不良状態および合併症併発率上昇へとつながっていく．

　高齢者においては糖尿病とうつはともにフレイルのリスクである．フレイルとは加齢による生理的予備能の低下や老年症候群などにより，外的なストレスに対する脆弱性が高まった状態であり，そのままでは要介護状態へと移行する危険性がある[6]．フレイルに精神症状を伴うことは比較的多く，うつ症状とともにアパシー（意欲低下，自発性低下）を高頻度に認める．アパシーはうつ病・うつ状態と混同されやすい症候である．アパシーをうつ状態と誤って安易に抗うつ薬を投与すると，ふらつきや転倒などを引き起こし，日常生活動作能力の低下が進んでしまうこともありうる．表3に典型例における両者の差異をあげたが，個々の症例では両方の要素がともに認められ，鑑別が難しいことも多い．評価方法として，意欲の指標，やる気スコアがある[7]．特に高齢者では注意したい症状である．

糖尿病×うつ症状・うつ病はこう治療する

a）精神科における一般的なうつ病の治療法

　ここで対象となるのは診断基準を満たした大うつ病性障害である．性格傾向が強く反映されて，常にうつ症状を呈しているような「気分変調性障害」や双極性障害（躁うつ病）では治療方法が変わってくる．また，糖尿病などの身体疾患に伴って出現するうつ状態や，高齢者にみられるうつ病でも若干アプローチが違ってくる．糖尿病におけるうつの治療で求められることは後述する．

　うつ病の治療は精神療法的アプローチと薬物療法に大別される．精神療法的アプローチの基本は精神的休養である．発症契機となった環境的因子があれば，一時的にでもそこから離れることを勧める．職場の人間関係や過労がもとでうつ病を発症した場合に，診断書を作成して休業させることは重要な精神療法である．面接での精神療法には認知行動療法などのテクニックがあるが，基本は患者の言葉に耳を傾け，絶望しがちな患者にともに治癒へ向かって進んでいくことを保証する，支持的精神療法である．よく，うつ病の患者を励ましてはいけないといわ

各論：実践！　疾患別の対応法

表4　うつ状態，うつ病の薬物療法で用いられる抗うつ薬一覧

一般名	商品名（代表的なものひとつ）	うつ症状以外の効果
三環系抗うつ薬（第一世代）		
イミプラミン	トフラニール	
クロミプラミン	アナフラニール	
アミトリプチリン	トリプタノール	
トリミプラミン	スルモンチール	
ノルトリプチリン	ノリトレン	
第二世代		
アモキサピン	アモキサン	
ロフェプラミン	アンプリット	
ドスレピン	プロチアデン	
マプロチリン	ルジオミール	
ミアンセリン	テトラミド	
セチプチリン	テシプール	
トラゾドン	レスリン	
SSRI		
フルボキサミン	ルボックス	強迫症，社交不安症にも有効
パロキセチン	パキシル	パニック症，強迫症，社交不安症，PTSD にも有効
セルトラリン	ジェイゾロフト	パニック症にも有効
エスシタロプラム	レクサプロ	
SNRI		
ミルナシプラン	トレドミン	
デュロキセチン	サインバルタ	
NaSSA		
ミルタザピン	リフレックス	

SSRI が第一選択で使用されることが多い．効果発現に時間がかかることと消化器症状に注意する．
（渡辺雅幸．はじめての精神医学，第2版，中山書店，東京，2015: p.212-214 [8]）を参考に著者作成）

れるが，これは必ずしも正しくない．確かに，うつ病によって社会的能力が低下している者に以前と同じレベルを求め，それができないと叱咤激励することは患者を追い詰めることになり禁忌である．しかし，絶望から治療を放棄しがちな患者に対して「治る病気だからともに進もう」と励ますことは必要なことである．

　薬物療法についての詳細は省くが，基本は抗うつ薬の投与である．従来からあった三環系抗うつ薬に加えて，選択的セロトニン受容体拮抗薬（SSRI），セロトニン・ノルアドレナリン受容体拮抗薬（SNRI）が処方される（表4）[8]．以前からよく使われていたエチゾラム（デパス）やジアゼパム（セルシン）といったベンゾジアゼピン系薬剤は筋弛緩作用や眠気などの副作用が強く，次第に使われなくなっている．ただし，現状の抗うつ薬は効果発現までに1〜2週間かかることがあり，急性悪化している例では即効性が期待できるベンゾジアゼピン系薬剤を短期間併用することがある．うつ病では不眠を併発することがほとんどなので，眠前に睡眠導入薬を用いることも多い．ここでもベンゾジアゼピン系以外の薬剤を処方することが多くなった．

　先に述べたように糖尿病とうつの関係は双方向性である．さらに併存によって生命予後が悪化する厄介な状態である．これ対して，糖尿病医と精神科医とその間をつなぐコーディネーター

2. うつ症状・うつ病

表5　専門医が治療すべきうつ病・うつ状態
1. うつ病が重症であり，食欲低下などで全身管理が必要 2. 認知症合併が疑われる（高齢者） 3. 精神病症状（幻覚，妄想，せん妄など）を伴っている 4. 薬物療法の効果に乏しく慢性化が懸念される 5. 自殺念慮があり，実際に企図したことがある 6. 躁状態の既往がある（双極性気分障害） うつ病の地域連携において，糖尿病医が専門医に紹介すべき状態をまとめた．

を配置する共同ケア（collaborative care）を提供することにより，糖尿病とうつのコントロールを改善できることが報告されている[9]．日本では2012年度から6つの国立高度専門医療研究センター共同プロジェクトとして，「身体疾患患者へのメンタルケアモデル開発ナショナルプロジェクト」が実施された．このプロジェクトは糖尿病に限定されたものではないが，国立精神・神経医療研究センターが中心となって身体疾患に関連するうつ病のマネジメントができる人材（コーディネーター）を要請するプログラムを開発，研修コースの設定が行われた[10]．ただし，まだ全国レベルでの展開ができているとはいえない状況のようである．糖尿病とうつの治療には医師の力だけでは不十分であり，多職種でかかわることが求められる．

b）専門医に相談すべきうつの状態と地域連携

　筆者は精神科であるが，糖尿病治療を専門とされている内科の先生方が，うつ状態の患者にどのように対処すればよいかについては強い不安を抱かれるであろうと推測する．その理由は，「どの段階で精神科に頼めばよいのかわからない」「地域のどの精神科に頼めばよいのかわからない」の2つの要因があるだろう．

　患者の状態が専門的治療を必要とするかどうかの判断は容易ではないが，表5のような状態では精神科にご紹介いただくのがよいだろう．このなかで問題となるのが，自殺について考えているあるいは口にする状態（自殺念慮）をどう考えるかである．診療場面では，多くの患者が「つらくて死にたい」と口にすることは経験されていると思う．ここで，確かめていただきたいのは実際に企図したことがある，あるいは計画しているかという点である．「飛び降りようとした」，「死のうと思ってヒモを買ってきた」などがないかについて勇気をもって確かめていただきたい．その事実があればすぐに精神科にご紹介いただくことを勧める．

　次に，地域の精神科の状況であるが，精神科診療はクリニック，総合病院，単科精神科病院の3タイプの医療機関がある．それぞれに違いがあり，それを配慮したうえで患者本人や家族などと相談して依頼していただくのがよい．表6にそれぞれの特徴をあげておく．地域によっては施設の絶対数が少なく，選択の余地がないところもあるだろう．そのような場合，医師会の集まりなどを通して地域の精神科医と個人的に付き合っておくと，いざというときに役立つと思われる．

45

表6 うつ病治療施設の特徴

1. クリニック	
長所：	数が多くアクセスが容易，夜間，週末の受診可能 外来がきれい（ユーザーフレンドリー）
短所：	重症度の高い症例に対応できない 身体疾患の管理が困難
2. 総合病院精神科	
長所：	身体疾患合併症の治療を同時に行いやすい 生理検査，放射線検査などが行える
短所：	施設数が少ない．地域によってはまったくないところもある 重症度の高い症例の入院治療が困難なことが多い
3. 精神科病院	
長所：	精神病状態，重度のうつ状態の治療が可能
短所：	偏見が強く，本人家族が受診をためらいがち

うつ病の紹介先の特徴を施設ごとにまとめた．特性を把握して，患者の状態に応じた施設に紹介できることが望ましい．

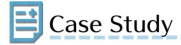
Case Study

80歳，女性．
【家族歴】父に糖尿病
【生活歴】息子夫婦と同居，喫煙（ー），アルコール（ー）
【経過】
　65歳時に検診で糖尿病を指摘された．経口血糖降下薬のグリメピリド0.5 mgとボグリボース0.6 mgで治療していたが，血糖コントロールが悪化したために，72歳からインスリンの頻回注射となった．弟の死を契機に食欲が低下し，6ヵ月間で4 kgの体重減少がみられたために，近医から紹介され受診した．
　身長152 cm，体重43.9 kg，BMI 19.0．両足の裏にじんじんとしたしびれ感や疼痛があり，アキレス腱反射は消失し，振動覚も低下．HbA1c 6.0％で低血糖を月3回起こしている．その他の血液検査では異常なし．
　MMSEは27点，基本的ADLは自立している．以前から行っていた踊りの趣味に興味がなくなり，家に閉じ込もるようになった．生きていても仕方がないと言い，泣くことがある．自殺企図はない．GDS-15は9点でうつ傾向であった．体重減少の原因となる内科疾患は認めなかった．

❶まずはじめに考えること

　体重減少の原因として，悪性腫瘍，甲状腺機能亢進症，炎症性疾患，消化器系疾患などが鑑別すべき疾患として考えられたが，いずれも否定的であった．
　抑うつ気分と興味の消失に加えて，体重減少，不眠，易疲労感，無価値観があり，DSM-5の6項目を満たすので，（大）うつ病と診断した．
　糖尿病の合併症として有痛性神経障害に加えて，低血糖も頻発しており，これらもうつ病の

悪化因子と考えられた.

❷治療の実際

うつ病に対しては精神科医とも相談し，神経障害も合併しているために，デュロキセチン 20 mg/day を開始し，40 mg/day に増量したところ，3 週目から食欲も回復し，元気になりましたという会話がみられ，2 ヵ月後には GDS-15 は 4 点と改善傾向を示した.

足のしびれ感は軽度残るものの，疼痛は消失した.

シタグリプチン 100 mg とメトホルミン 500 mg をインスリンに併用し，インスリンを離脱することができ，HbA1c は 7.0 % 前後となり，低血糖も消失した.

本症例から学ぶべきポイント

- ☑ 食欲低下や体重減少がある場合はうつ病を疑う.
- ☑ 有痛性糖尿病神経障害があると，うつ病をきたしやすい.
- ☑ うつ病がある場合には，可能な限り，低血糖を避けることが望ましい.

文献

1) 日本精神神経学会（日本語版用語監修），髙橋三郎，大野 裕（監訳）．DSM-5 精神疾患の診断・統計マニュアル，医学書院，東京，2014: p.160-161
2) 峯山智佳，野田光彦．糖尿病とうつ病その実態と疫学的事項．プラクティス 2015; **32**: 293-299
3) Yesavage JA et al. Development and validation of a geriatric depression screening scale: a preliminary report. J Psychiatr Res 1982-83; **17**(1): 37-49
4) http://www.ncnp.go.jp/nimh/syakai/project/project_physical_mental/diabetes_depression/（国立精神・神経医療研究センター社会精神保健研究部サイト内）[最終アクセス 2018 年 1 月 13 日]
5) 峯山智佳，野田光彦．糖尿病とうつ．日本老年医学会雑誌 2013; **50**: 744-747
6) 荒井秀典．糖尿病を有する高齢者におけるフレイル，サルコペニアの意義．最新医学 2017; **72**: 33-39
7) 服部英幸．高齢者うつ病．日本老年医学会雑誌 2008; **45**: 451-461
8) 渡辺雅幸．精神科の治療法―抗うつ薬．はじめての精神医学，第 2 版，中山書店，東京，2015: p.212-214
9) Huang Y et al. Collaborative care for Patients with depression and diabetes mellitus: a systematic review and meta-analysis. BMC Psychiatry 2013; **13**: 260
10) 伊藤弘人ほか．高齢者医療とうつ―ナショナルセンターの共同プロジェクト．日本老年医学会雑誌 2013; **50**: 740-743

各論：実践！ 疾患別の対応法

3 パーキンソン病

糖尿病×パーキンソン病で注意すべきポイント

- パーキンソン病では食事摂取量が不安定となることもあり，血糖管理には注意が必要．

- 十分なエネルギー摂取とバランスのよい食事を行う．
- 嚥下障害を伴うこともあり，リハビリテーションや食形態の考慮などを行う．

- パーキンソン病ではADLの維持のため運動は重要でリハビリテーションが推奨される．
- 無理せず適度な運動の継続を．

- 症状の進行に合わせ抗パーキンソン病薬を選択．
- 自律神経障害や認知機能障害，幻覚症状などを認めることもあり，適宜対応が必要．
- 幻覚症状の場合にはクエチアピンが使用禁忌であるため注意．

糖尿病医が知っておきたいパーキンソン病の基本

◆ 病態

　パーキンソン病は黒質緻密層のドパミン細胞の変性，レビー小体が出現することが主病変として認められている変性疾患であり，パーキンソン病は日本では人口10万人に100〜150人の頻度で認められ，好発年齢は50歳代後半から60歳代で神経疾患である．症状としては運動症状と非運動症状があり，運動症状としては静止時振戦，固縮，無動・動作緩慢，姿勢反射障害が4大徴候である．運動症状は片側に始まって徐々に進行することが特徴である．非運動症状には便秘，起立性低血圧，排尿障害といった自律神経症状やうつなどの精神症状，睡眠障害，性機能低下，衝動制御障害・ドパミン調節障害（病的賭博，買いあさり，性欲亢進，むちゃ食い，レボドパ渇望）などがある．

　糖尿病との関連性としてレボドパによる慢性治療は，耐糖能低下，高血糖，高インスリン血症を誘発することが示された報告もあり[1]，パーキンソン病の治療に伴い血糖値の変動が起こることも予想され，適切な血糖管理が重要である．

　また，糖尿病はパーキンソン病の発症のリスクを下げるといった報告もあるが[2]，一方で糖尿病患者は非糖尿病患者に比較してパーキンソン病の発症のリスクが38％増加するとの対照的な

報告もされており[3]，現時点で統一の見解は得られていないが，今後の更なる研究が必要と考えられる．チアゾリジンを用いて加療された糖尿病患者はパーキンソン病の発症率を下げるといった報告や[4]，最近では，中等度のパーキンソン病患者に対しGLP-1受容体作動薬であるエキセナチドを投与したランダム化試験で，オフ時の運動症状で改善を認め，症状の改善効果を示したと報告ている[5]．現時点では病態生理への影響や症候的な効果メカニズムについてははっきりとしておらず，今後より長期での調査で評価する必要があるが，今後パーキンソン病に対する治療薬としても期待できることを示されている．

画像所見として脳MRIでは正常で，核医学検査のDATシンチグラフィで黒質線条体のドパミン神経の変性を反映し，集積の低下を認める．MIBG心筋シンチグラフィで一般的にはパーキンソン病の場合80～90％の患者においてMIBG集積低下を認め，多系統萎縮症，進行性核上性麻痺，大脳基底核変性症などのパーキンソン症候群や，本態性振戦との鑑別の一助として用いられる．しかし，糖尿病患者でも心臓の交感神経障害の判定ができることから糖尿病性ニューロパチーの自律神経障害の評価としても用いられており，糖尿病患者ではMIBG集積低下を認め偽陽性が認められるため，その他のパーキンソン症候群との鑑別の際には十分注意する必要がある[6]．

◆ 治療のエッセンス

糖尿病患者では良好な血糖コントロールの維持が重要であるが，パーキンソン病の症状の進行に伴い，嚥下障害の出現やまた運動症状の変動もあり，食事摂取が困難となることも多いため低血糖などのリスクに十分注意する必要があり，本人を含め家族や医療スタッフの教育・連携が重要である．

糖尿病×パーキンソン病は何が問題となるか？

糖尿病だけでなく，パーキンソン病も同様に自律神経障害を認めることが多い．特に便秘や頻尿は初期から高頻度に認め，消化器系，循環器系，泌尿生殖器系など多彩な自律神経障害をきたし，日常生活活動度の低下にもつながるため，適切な治療や対応が重要である．

糖尿病×パーキンソン病はこう治療する

食事療法はどうする？

パーキンソン病の場合，嗅覚低下や消化管の機能障害，嚥下障害を認め，抗パーキンソン病薬による副作用での食欲不振や，またパーキンソン病自体での動作緩慢・無動，巧緻運動障害などによる摂食行動の緩慢化や食事時間の延長により経口摂取量の低下につながり，食事摂取量の減少や不安定となる要因が多いため[7]，血糖管理には十分な注意が必要である．また，30～80％の患者が嚥下障害の自覚をし，誤嚥性肺炎の要因ともなるため，問診や嚥下造影検査などで評価を行い，リハビリテーションや食形態の変更を行い，嚥下障害が強い場合には経管栄養や胃瘻造設術を考慮する[8]．

各論：実践！　疾患別の対応法

運動療法はどうする？

パーキンソン病においてガイドライン上も運動療法が，身体機能，健康関連QOL，筋力，バランス，歩行速度の改善に有効であるとされており，ADLの維持のため可能な限りリハビリテーションを行うことが望ましい[8]．

薬物療法はどうする？

パーキンソン病の標準的な治療としては，レボドパ製剤またはドパミンアゴニストを中心としたドパミン補充療法が中心である．高齢や精神症状，認知機能障害が認められる場合，運動症状改善の必要性が高い場合はレボドパ製剤で開始し，非高齢者で精神症状，認知機能障害が認められない場合はドパミンアゴニストで開始し，効果不十分であればレボドパ製剤を追加するといったように年齢，運動症状の程度，合併症など患者背景によりどちらを選択するかが決められる．従来のガイドラインに比べて新しい2018年診療ガイドラインでもレボドパの開始時期については患者のADL，QOLに重点が置かれている．また，ドパミン受容体を持続的に刺激するCDS（continuous dopaminergic stimulation）がジスキネジア予防の観点からよいと考えられており，徐放剤や貼付剤が使用される．これらは，内服回数が1日1回であるためアドヒアランスやQOLの改善が期待できる．

進行期では運動症状や様々な非運動症状が問題となる．運動症状としては，効果持続時間が短くなり次回の服薬までに効果が消退するwearing-off現象，内服してから効果が出るまでに時間がかかるdelayed-on現象や，内服しても効果がでないといったno-on現象，予想外に急激に症状が変動するon-off現象を認める．

wearing-off現象に対してはレボドパ製剤の3～4回投与，ドパミンアゴニストの開始，追加，変更を行い，ジスキネジアがなければセレギリン，エンタカポン，ゾニサミド，イストラデフィリンを使用し，ジスキネジアがみられる場合にはレボドパ製剤の1回量を減らして，エンタカポン，ゾニサミド，イストラデフィリンの併用を検討する．効果不十分な場合にはレボドパ製剤の頻回投与（5～8回），ドパミンアゴニストの更なる増量，変更を行うが，この他には脳深部刺激療法（deep brain stimulation：DBS）といった手術療法，空腸投与用レボドパ・カルビドパ水和物配合剤（levodopa-carbidopa intestinal gel：LCIG）の開始を検討する．delayed-onやno-onはレボドパの吸収障害が問題となっている場合が多く，レボドパ製剤の食前・空腹時内服への変更や，ドンペリドン・モサプリドの食前内服，水に溶かす，1回量を増やすなどを行う．on-offに対しては上記のwearing-offやdelayed-on・no-onの病態の関与が示唆されており，両者の治療に準じた対策を行う．

また，非運動症状に対する治療として先ほども述べたように自律神経障害がみられ，便秘に対しては，まずは下剤から反応性を評価しながら調整し，座薬や浣腸の使用，場合によってはモサプリドなどの消化管運動改善薬を使用する．起立性低血圧に対しては，ミドドリン，ドロキシドパ，フルドロコルチゾンの内服を行い，非薬物療法として弾性ストッキングの使用や塩分摂取を行い，また臥床中に頭部を高くする．幻覚症状に関しては，薬剤追加後に発症・増悪した場合最後に追加した薬剤を中止し，次にレボドパ製剤以外の抗パーキンソン病薬の減量，中止を行う．また，パーキンソン病患者では抗精神病薬の使用により運動症状の増悪があり，

比較的運動症状に影響が少ないと考えられている薬剤としてクロザピン，クエチアピン，アリピプラゾールなどがあげられるが，クロザピンは無顆粒球症のリスクがあり，日本では登録医療機関・薬局でモニタリング下での使用が必要であり，またクロザピン，クエチアピンは糖尿病悪化のリスクがあるため糖尿病患者には禁忌となっている．運動症状を悪化させず，認知機能障害，精神症状を改善させるとの報告もあるコリンエステラーゼ阻害薬や漢方の抑肝散などを使用する[7,9]．その他，非運動症状として排尿障害，入眠障害，REM睡眠行動障害（REM sleep behavior disorder：RBD），うつ症状など様々な症状があるため適宜対応が必要である．

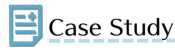

Case Study

73歳，男性．
【既往歴】糖尿病
【家族歴】特記事項なし
【生活歴】ADLは自立．喫煙歴：なし
【経過】
63歳ころより検診で高血糖の指摘があったが，特に加療はされず経過みられていた．68歳時に左上下肢の左手の振戦を認め，その後歩行障害，動作緩慢を認めたため当院外来受診となる．この際に行われた採血でHbA1c 8.2%と高値を認め，糖尿病の診断でビグアナイド薬が開始される．また，診察上左優位の振戦，固縮を認め，すり足歩行といった歩行障害，動作緩慢を認めており，検査所見で，MRI上は明らかな所見は認めず，MIBG心筋シンチは，EALY＝1.44，DELAY＝1.22と低下していたが，糖尿病があるため偽陽性の可能性を考慮し，レボドパチャレンジテストを行い，運動症状の改善が60.9%とレボドパ反応性が認められたため，パーキンソン病と診断した．抗パーキンソン病薬での薬剤治療が開始となった．治療開始後より軽度の幻覚症状を自覚していたが，日常生活には支障はないため，経過観察とされていた．その後，糖尿病に関しては選択的DPP-4阻害薬の追加が行われHbA1c 7%台でコントロールされていた．経過とともにwearing-off現象を認めるようになったため，プラミペキソール徐放錠の増量を行ったが，幻覚症状の増悪を認めたため薬剤調整のために入院となった．

❶まずはじめに考えること

薬剤性の幻覚の出現がありパーキンソン病薬の調整が必要であり，その際に糖尿病患者であるため抗精神病薬の選択に注意が必要であると考えられた．

❷治療の実際

幻覚を認めため，ドパミンアゴニストであるプラミペキソール徐放錠の中止およびレボドパ製剤の頻回投与への変更を行ったが，幻覚症状の改善は乏しく，コリンエステラーゼ阻害薬であるドネペジルを追加し，幻覚は軽減したが，改善が十分でないため，抑肝散を追加したところ，運動症状の悪化なく，幻覚症状は消失した．

各論：実践！ 疾患別の対応法

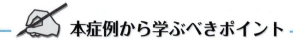

本症例から学ぶべきポイント

☑ 糖尿病を合併しているため，MIBG 心筋シンチグラフィが偽陽性となる可能性も考慮し，慎重な診断が必要である．

☑ 高齢者では認知機能低下も伴い幻覚症状が出現しやすく，糖尿病患者の場合には禁忌薬となっている抗精神病薬があるため薬剤の選択に注意が必要である．

文献

1) De Pablo-Fernandez et al. Neuroendocrine abnormalities in Parkinson's disease. J Neurol Neurosurg Psychiatry 2017; **88**: 176-185
2) Lu L et al. Diabetes and risk of Parkinson's disease: an updated meta-analysis of case-control studies. PLoS One 2014; **9** (1): e85781
3) Yue X et al. Risk of Parkinson disease in diabetes mellitus: an updated meta-analysis of population-based cohort studies. Medicine 2016; **95** (18): e3549
4) Brauer R et al. Glitazone treatment and incidence of Parkinson's disease among people with diabetes: a retrospective cohort study. PLoS Med 2015; **12** (7): e1001854
5) Athauda D et al. Exenatide once weekly versus placebo in Parkinson's disease: a randomised, double-blind, placebo-controlled trial. Lancet 2017; **390**: 1664-1675
6) 織茂智之．パーキンソン病の診断と治療の新たな展開．臨床神経学 2017; **57**: 259-273
7) 大熊泰之．パーキンソン病患者における fatigue と体重減少．BRAIN and NERVE-神経研究の進歩 2012; **64**: 384-393
8) 日本神経学会．クリニカル・クエスチョン．パーキンソン病治療ガイドライン 2011，「パーキンソン病治療ガイドライン」作成委員会（編），医学書院，東京，2011: p.52-191
9) 水野美邦，服部信孝．孤発型 Parkinson 病．神経内科ハンドブック，第 5 版，水野美邦（編），医学書院，東京，2016: p.1039-1051

4 睡眠障害

糖尿病×睡眠障害で注意すべきポイント

- 睡眠習慣の乱れは糖尿病発症・悪化のリスク因子となる.
- 血糖コントロールの悪化は夜間の交感神経活性を賦活化させ睡眠障害を惹起する.

- 睡眠時無呼吸症候群を合併する患者には減量のための食事指導を積極的に行う.
- 睡眠不足の状態では食欲が亢進するため食事療法が困難となる.

- 運動不足は夜間不眠の原因となる.

- 遅寝遅起き（睡眠相後退症候群）の傾向がある患者にはまず認知行動療法を行う.
- 睡眠時無呼吸症候群を合併する患者には積極的にCPAP治療の導入を考慮する.
- 上記以外の睡眠障害を自覚する患者には睡眠薬による薬物療法を考慮する.

糖尿病医が知っておきたい睡眠障害の基本

　糖尿病では，夜間頻尿や有痛性末梢神経障害，睡眠時無呼吸症候群などの合併により様々なタイプの睡眠障害をきたしやすく，糖尿病患者のおよそ40％がなんらかの睡眠障害を自覚しているものと推察されている.

◆ 病態
a）睡眠時間と糖尿病の関係
　短時間睡眠者の糖尿病発症リスクは高く[1,2]，逆に糖尿病患者のなかでも短時間睡眠者のHbA1cは高くなる傾向にあることが報告されている[3]．睡眠不足の状態では，夜間のストレスホルモンの分泌増加により[4]，翌朝のインスリン感受性や抵抗性が悪化することや[5]，レプチンやグレリンの分泌バランスの乱れにより食欲が亢進すること[6]がその理由として考えられている．実際，血糖コントロール目的で入院した糖尿病患者40例（年齢57±14歳，HbA1c 9.0±1.7％，BMI 26，無呼吸低呼吸指数（apnea hypopnea index：AHI）7.3回/hr）に睡眠脳波計を装着し，既報の一般人口データ[7]と比較したところ，総就寝時間（ベッドにいる時間）は長いものの入眠潜時（脳波上入眠するまでの時間）や中途覚醒時間も延長しており，結果として糖尿病では実睡眠時間（実際に入眠している時間）は短く，睡眠効率（実睡眠時間/総就寝時間）も低下している

53

各論：実践！　疾患別の対応法

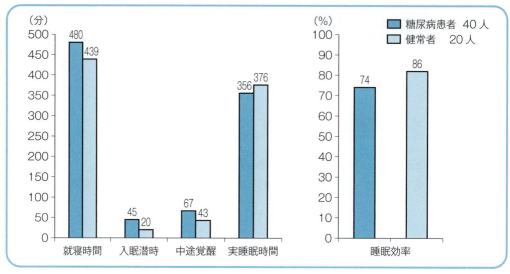

図1　2型糖尿病患者と健常者の睡眠時間の比較
　睡眠脳波計を用いて，2型糖尿病患者40人（自験）と同世代の健常者（柏木ら．第36回日本睡眠学会より引用）の睡眠時間を比較したところ，糖尿病患者群で入眠潜時および中途覚醒時間が長く，睡眠効率が悪かった．
（健常者データ：柏木ら．第36回日本睡眠学会より引用）

ことがわかった（自験・図1）．糖尿病ではHPA-axisの賦活化により夜間睡眠障害をきたしやすく[8]，一方で睡眠障害の合併は血糖コントロール状態を悪化させることから，特に血糖コントロールが不良な患者において両者間の悪性サイクルが形成されていくものと考えられる．

b）睡眠の質と糖尿病の関係

　睡眠には身体のみが休息状態になるレム睡眠と脳も含めて休息状態になるノンレム睡眠が存在し，さらにノンレム睡眠は睡眠深度別に4つのステージに分類される．ノンレム睡眠のなかでもステージ3および4は徐波睡眠といわれ，脳の休息にとって最も重要な深睡眠期間である．徐波睡眠は加齢に伴い減少していくものであるが，糖尿病患者では非糖尿病患者に比べてこの徐波睡眠相が年齢とは独立して有意に減少していることが報告されている[9]．深睡眠期間は睡眠直後からはじめのレム睡眠が出現するまでの間に集中して存在することがわかっており，この時間帯はレム睡眠潜時と表現される．Yodaら[10]は，糖尿病患者ではレム睡眠潜時とHbA1cが負の相関関係を示すことを発見した．これは，血糖コントロールの悪化が睡眠の質の劣化に直接的に影響することを示したはじめての報告である．

◆ 治療のエッセンス

a）遅寝遅起き（睡眠相後退症候群）の傾向がある患者

　メラトニンは生理的な睡眠リズムを調節する睡眠ホルモンのひとつであり，20時ころから深夜2時ころにかけて分泌のピークを迎える[11]．メラトニンの働きによりレム睡眠潜時が延長するが，就寝が深夜2時を過ぎるような乱れた睡眠習慣の人では，メラトニンの分泌低下によりレム睡眠潜時が短縮することが報告されている[12]．レム睡眠潜時の短縮は耐糖能障害を引き起

こす一因となり[10]，実際，睡眠時間が同等であっても，いわゆる睡眠相後退症候群のような夜型の生活リズムを過ごす人では，糖尿病の発症リスクが高い傾向にあることが報告されている[13]．われわれの調査でも，脳波計では6時間以上の睡眠を確保できているにもかかわらずアンケートで5時間以下と答える患者では遅寝遅起きの傾向があった．睡眠の質の劣化により寝不足感を強く感じているものと考えられる．このような患者では，正しい睡眠リズムを取り戻すよう，まず認知行動療法を行う必要がある．

b）睡眠時無呼吸症候群（sleep apnea syndrome：SAS）を合併する患者

　閉塞性睡眠時無呼吸症候群（obstructive sleep apnea syndrome：OSAS）の主要因は肥満であり，実際減量によりAHIが減少することが多くの臨床研究で報告されている[14, 15]．一方でAHIが正常範囲内に改善するまでの減量は困難なことが多く，さらに減量のみでは解決し得ない頸部や顎の形態の問題によるSASも多く存在することから，中等症以上のOSASではCPAP（continuous positive airway pressure）による治療介入がほぼ必須である．ただし，CPAPはただ導入すればよいというものではない．Grimaldiらは，OSAS合併2型糖尿病患者のうち，入眠後4時間しかCPAPを装着しない群ではHbA1cの改善率はわずか0.25％にとどまったのに対し，7時間CPAPを装着した群では1％のHbA1c低下を認めたことを報告している[16]．朝方に集中するレム睡眠時に筋弛緩に伴う無呼吸発作が頻発するためと考えられる．夜間頻尿などで中途覚醒の多い2型糖尿病患者では中途覚醒後にCPAPを外してしまうことがよくあるが，2型糖尿病のSAS治療においては，可能な限りの減量と7時間以上の十分なCPAP療法を併行するよう指導することが重要である．

c）上記以外の睡眠障害を有する患者

　2型糖尿病ではHPA-axisの亢進により夜間の睡眠障害を呈しやすく，睡眠障害の存在は夜間のストレスホルモンの分泌を促進することにより血糖コントロールを増悪させる．この悪循環を断ち切るには，まず糖尿病そのものの治療を強化することを考慮すべきではあるが，一方で重度の睡眠障害を有する患者では血糖コントロールに難渋することも多い．そこでわれわれは，睡眠障害を合併する2型糖尿病患者を対象に「睡眠治療が血糖コントロール状態にどのような影響を与えるか」について臨床研究を行った．結果，睡眠障害を有する2型糖尿病17例にオレキシン阻害薬による睡眠治療を行ったところ，レム・ノンレム睡眠時間とも有意に延長し，暁現象（朝食直前血糖値−夜間最低血糖値）と呼ばれる起床時の急峻な血糖上昇が抑制され，それに伴い24時間平均血糖値が有意な改善した（自験・表1）．同時に装着した心拍R-R間隔測定装置（アクティブトレーサー）で交感神経・副交感神経バランスを解析したところ，日中，夜間を問わず，睡眠治療前に比べ交感神経活性が抑制されていた．良質な睡眠環境を取り戻したことで，夜間のストレスホルモンバランス異常が制御され，血糖コントロールが改善したものと推察される．血糖コントロールに難渋する例で睡眠障害を合併しているようであれば，眠剤による治療介入も積極的に考慮するべきと考える．

各論：実践！　疾患別の対応法

表1　睡眠治療介入前後の血糖・睡眠指標の変化

	前	後	p
血糖指標			
24時間平均血糖値（mg/dL）	159.1 ± 24.7	150.5 ± 17.4	0.0245
朝食直前血糖値（mg/dL）（①）	146.3 ± 26.6	138.4 ± 21.4	0.0092
夜間最低血糖値（mg/dL）（②）	114.9 ± 22.5	118.9 ± 15.9	0.3080
暁現象（mg/dL）（①-②）	32 ± 16	19 ± 12	0.0019
暁現象あり（20mg/dL以上）（例）	15/17	7/17	0.0253
睡眠指標			
全睡眠時間（分）	321.3 ± 57.6	368.4 ± 47.0	0.0164
REM睡眠時間（分）	72.5 ± 29.3	92.0 ± 31.2	0.0184
non REM睡眠時間（分）	248.9 ± 45.8	276.4 ± 33.2	0.0409

Wilcoxon signed-ranks test
χ^2 test
睡眠障害を合併する2型糖尿病患者に対し睡眠治療を行うことで，各種睡眠パラメータの改善に伴い，血糖パラメータも改善した.

糖尿病×睡眠障害は何が問題となるか？

　睡眠障害は患者QOLを低下させるのみでなく，血糖コントロール状態とは独立した種々の合併症の発生，および増悪のリスク因子となる.

a）動脈硬化

　一般人口において「不十分な睡眠」は脂質異常や肥満，喫煙歴などを上回る急性冠動脈疾患の独立した危険因子であることが報告されている[17].　糖尿病でも睡眠障害と動脈硬化の関連性が検討されており，たとえばOsonoiらはピッツバーグ質問票（Pittsburgh Sleep Quality Index：PSQI）で評価した睡眠状況が悪い患者ほどPWV（pulse wave velocity）で評価した動脈壁硬化度が進展していたことを報告している[18].　また，YodaらはレM睡眠潜時の短縮が内頸動脈内膜中膜肥厚度（carotid artery-intima-media thickness：CA-IMT）に対する独立した危険因子となること報告している[10].

b）腎症

　尿中アルブミンは，eGFRが低下する前の早期腎症を発見するのに有用なバイオマーカーであるが，睡眠時間の短い2型糖尿病患者では尿中アルブミンの実測値，あるいは尿中アルブミン検出率が高いことが報告されている[19].　一方，OSASは2型糖尿病で合併率の高い睡眠障害のひとつであるが，重症化すると夜間持続的な低酸素血症に曝露されることとなり[20]，OSASがある患者の腎症合併率は高く，腎症が増悪しやすくなる[21].

c）有痛性末梢神経障害

　2型糖尿病患者を対象としたわれわれの調査では，SF-36の下位尺度のひとつである「体の痛

み」と PSQI が有意に正相関しており，実際にこれら患者に脳波計による睡眠分析を行うと有痛性末梢神経障害がない患者と比較して有する患者で有意に中途覚醒時間が延長していた．有痛性末梢神経障害に伴う睡眠障害は，うつ症状の発生・増悪に寄与することも報告されており[22]，それに随伴する健康上の問題があらたに出現することが懸念される．

d）重症低血糖

日中の眠気を生じるような睡眠環境下にあるような患者では，昼間の低血糖に対する対応の遅れから，重症低血糖発作を引き起こしやすい．一方で，重症低血糖発作を起こしやすい患者ほど HbA1c が高値で経過する傾向があり，Inkster らは HbA1c 値だけをみて『薬物療法を強化するのではなく，患者が日中の過度の眠気を自覚しているかについての問診を忘れるべきではない』と警鐘している[23]．

糖尿病×睡眠障害 はこう治療する

食事療法はどうする？

糖尿病では HPA-axis の賦活化によりコルチゾール分泌能が亢進しているため，食欲が増進しやすく肥満を呈しやすい．血糖の悪化は睡眠障害の原因となり，肥満は SAS を惹起する．これらを予防するためにも食事療法は重要となる．

運動療法はどうする？

適度な運動はコルチゾールの分泌のストレスに伴いを亢進させるが，逆に日中運動不足の環境で過ごしてしまうと夜間不眠の原因となる．昼間蓄積された ACTH が夜間に分解される際，睡眠を誘発する作用があるからである．結果として夜間の不眠ストレスから睡眠中のコルチゾール分泌が増加し血糖を悪化させるという悪循環を形成してしまうため日中の適度の運動は必要である．

薬物療法はどうする？

睡眠障害は夜間の交感神経活性を賦活化させ，結果として血糖コントロールを悪化させる．SAS があれば CPAP 治療を，SAS がなければ患者の状態に適した睡眠薬の治療を積極的に行うべきである．

各論：実践！ 疾患別の対応法

Case Study

患者の抱える睡眠障害のタイプを的確に見極め，症状に応じた睡眠治療介入を行うことで血糖コントロールを改善しうることがある．

> 76歳，男性．重症 SAS を合併した一例
> 【経過】
> 糖尿病性腎不全を合併する2型糖尿病にて加療中であった．元来几帳面な性格で十分な食事・運動・薬物療法を行うも血糖コントロールに難渋していた．一方で，昼間の強い眠気の自覚があり，家人からのひどいいびきを指摘されていた．

❶ まずはじめに考えること

OSAS の合併が血糖コントロールの悪化に寄与している可能性があり，診断を確定するために，まずポリソムノグラフィー（polysomnography：PSG）検査を行う．

❷ 治療の実際

患者は重症 OSAS を合併していた．CPAP 治療を導入したところ，OSAS は著明に改善し，それとともに HbA1c および eGFR も改善した（図2）．

本症例から学ぶべきポイント

- ☑ OSAS を有する2型糖尿病患者にわずか1回の CPAP 治療を施すことで，AHI の改善とともに夜間の血糖値が大きく改善したことが報告されている[24]．
- ☑ 持続的に CPAP 治療を行うことで，血糖値のみならず腎機能も改善する可能性がある．
- ☑ 通常の糖尿病治療を十分に行っても血糖コントロールに難渋するような症例では，睡眠障害の合併の有無も念頭に診療することが必要である．

文献

1) Ayas NT et al. A prospective study of self-reported sleep duration and incident diabetes in women. Diabetes Care 2003; **26**: 380-384
2) Yaggi HK et al. Sleep duration as a risk factor for the development of type 2 diabetes. Diabetes Care 2006; **29**: 657-661
3) Ohkuma T et al. Impact of sleep duration on obesity and the glycemic level in patients with type 2 diabetes: the Fukuoka Diabetes Registry. Diabetes Care 2013; **36**: 611-617
4) Spiegel K et al. Impact of sleep debt on metabolic and endocrine function. Lancet 1999; **354**: 1435-1439
5) Nedeltcheva AV et al. Exposure to recurrent sleep restriction in the setting of high caloric intake and physical inactivity results in increased insulin resistance and reduced glucose tolerance. J Clin Endocrinol Metab 2009; **94**: 3242-3250
6) Spiegel K et al. Brief communication: Sleep curtailment in healthy young men is associated with decreased

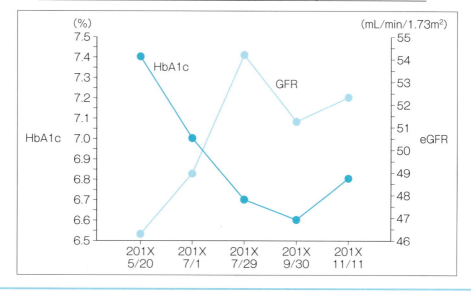

図2 CPAP導入によりHbA1cと腎機能の改善を認めた一例（自験）
慢性腎不全を合併する2型糖尿病患者（76歳男性）に継続的にCPAP治療を行ったところ，AHIの改善とともにHbA1cおよびeGFRの改善を認めた．

leptin levels, elevated ghrelin levels, and increased hunger and appetite. Ann Intern Med 2004; **141**: 846-850

7) 柏木香保里，吉田政樹．日本人の睡眠2013～脳波計測による一般健常者625人の睡眠実態．第38回日本睡眠学会定期学術集会抄録集，2013: p.286

8) Bruehl H et al. Hypothalamic-pituitary-adrenal axis dysregulation and memory impairments in type 2 diabetes. J Clin Endocrinol Metab 2007; **92**: 2439-2445

9) Pallayova M et al. Do differences in sleep architecture exist between persons with type 2 diabetes and non-diabetic controls? J Diabetes Sci Technol 2010; **4**: 344-352

10) Yoda K et al. Association between poor glycemic control, impaired sleep quality, and increased arterial thickening in type 2 diabetic patients. PLoS One 2015; **10**: e0122521

11) Karasek M et al. Melatonin in humans. J Physiol Pharmacol 2006; **57**: 19-39

12) 吉田政樹，柏木香保里．AM2時以降の夜更かしにおけるREM潜時（第一周期の短縮）について．第39回日本睡眠学会定期学術集会抄録集，2014: p.130

13) Yu KH et al. Evening chronotype is associated with metabolic disorders and body composition in middle-aged adults. J Clin Endocrinol Metab 2015; **100**: 1494-1502

14) Foster GD et al. A randomized study on the effect of weight loss on obstructive sleep apnea among obese patients with type 2 diabetes: the Sleep AHEAD study. Arch Intern Med 2006; **169**: 1619-1626

15) Shechter A et al. Sleep architecture following a weight loss intervention in overweight and obese patients with obstructive sleep apnea and type 2 diabetes: relationship to apnea-hypopnea index. J Clin Sleep Med 2014; **10**: 1205-1211

16) Grimaldi D et al. Association of obstructive sleep apnea in rapid eye movement sleep with reduced glycemic control in type 2 diabetes: therapeutic implications. Diabetes Care 2014; **37**: 355-363

各論：実践！ 疾患別の対応法

17) Du H et al. Risk factors of acute myocardial infarction in middle-aged and adolescent people (< 45 years) in Yantai. BMC Cardiovascular Disorders 2015; **15**: 106

18) Osonoi Y et al. Poor sleep quality is associated with increased arterial stiffness in Japanese patients with type 2 diabetes mellitus. BMC Endocr Disord 2015; **15**: 29

19) Ohkuma T et al. Association between sleep duration and urinary albumin excretion in patients with type 2 diabetes: the Fukuoka diabetes registry. PLoS One 2013; **8**: e78968

20) Leong WB et al. The impact of hypoxemia on nephropathy in extremely obese patients with type 2 diabetes mellitus. J Clin Sleep Med 2014; **10**: 773-778

21) Tahrani AA et al. Obstructive sleep apnea and diabetic nephropathy: a cohort study. Diabetes Care 2013; **36**: 3718-3725

22) Gore M et al. Pain severity in diabetic peripheral neuropathy is associated with patient functioning, symptom levels of anxiety and depression, and sleep. J Pain Symptom Manage 2005; **30**: 374-385

23) Inkster B et al. Association between excessive daytime sleepiness and severe hypoglycemia in people with type 2 diabetes: the Edinburgh Type 2 Diabetes Study. Diabetes Care 2013; **36**: 4157-4159

24) 淡野宏輔ほか．睡眠時無呼吸症候群を有する2型糖尿病患者へのCPAP初回使用による血糖降下作用．第39回日本睡眠学会定期学術集会抄録集，2014: p.060

5 感染症による発熱

糖尿病×感染症による発熱で注意すべきポイント

- 発熱をきたしている感染症患者の発症・重症化予防には血糖コントロールが重要である．

- 感染症のときは通常の食事療法ができる場合は継続する．食欲低下時に消化のよい単純糖質を摂取することがあるが，血糖コントロールの乱れに注意．

- 感染による発熱時は運動を控える．安静にして自己免疫力をたかめるようにする．適切な時期に軽い運動から再開する．

- 感染症で全身状態が悪い場合には経口血糖降下薬は中止してインスリン治療に切り替える．

糖尿病医が知っておきたい感染症による発熱の基本

◆ 病態

　糖尿病患者の発熱時，まずその原因を探ることが基本である．感染症，膠原病，悪性腫瘍，甲状腺機能亢進症，褐色細胞腫などを鑑別する．発熱，CRP上昇で感染症と決めつけてはならない．詳細な問診，身体所見，検査所見などから診断する．他の原因を否定し感染症の可能性が高い場合，感染巣を特定し病原菌を推定する．

　糖尿病では易感染性と考えられている．しかし，実際にはエビデンスは乏しい[1]．感染症に罹患すると血糖コントロールは不良となることが多くエビデンスもある．糖尿病のコントロールが悪い場合は通常では罹患しない表1のような感染症に罹患することがある．

　糖尿病で感染症重症化の機序は以下3点などが考えられる．

a）高血糖に伴う免疫不全

　高血糖により，接着能，走化能，貪食能，殺菌能などの好中球機能が低下することが感染症に罹患しやすくなる要因である[2]．また，感染症に罹患するとTNF，IL-6，IL-1などのサイトカインが分泌される．TNF，IL-6はインスリン抵抗性，IL-1はインスリン分泌を抑制することで血糖コントロールは悪化する．

各論：実践！　疾患別の対応法

表1　糖尿病に特徴的な感染症

感染症	特徴
気腫性腎盂腎炎 気腫性胆嚢炎 気腫性膀胱炎	組織の糖濃度の上昇がガス産生菌の環境である可能性 胆嚢炎は男性に多い
悪性外耳道炎	外耳周囲組織にも壊死性変化．緑膿菌が多い
鼻腔頭蓋内ムコール症	日和見型深在性真菌症．副鼻腔から脳へと波及
下肢壊疽	末梢血管の虚血，皮膚発汗障害も関与
腎周囲膿瘍	抗生剤抵抗性の尿路感染症の場合考慮
壊死性筋膜炎	急速に進行する致死的な疾患，病巣が皮膚深部

b）末梢血管障害

　糖尿病の細小血管症による血流障害は組織の虚血を引き起こす．酸素供給能の低下から嫌気性菌を含めた細菌を増殖させる．また，血流不足から組織の免疫応答を低下させ，抗生剤も十分にいきわたらないため治療抵抗性となる．

c）自律神経障害

　糖尿病では発汗障害をきたし皮膚・粘膜が乾燥することで防御機構が低下し感染症をきたしやすくなる．また，神経因性膀胱で尿排泄停滞をきたすと尿路感染症をきたしやすくなる．胆嚢収縮不全では胆嚢炎をきたしやすくなる

◖ 治療のエッセンス

　感染症に罹患し全身状態が悪化した場合は血糖コントロールが悪化することが多い．経口血糖降下薬を中止しインスリン治療に切り替えることを考慮する．

糖尿病×感染症による発熱は何が問題となるか？

　糖尿病の感染症は重篤であっても症状が出にくいことが多い．意識状態，血圧，脈拍数，呼吸数といったバイタルサインが発熱，CRP よりも重要である．問診，診察，一般検査で情報を収集し感染臓器を検索する．数日検索しても不明の場合は「不明熱」のアルゴリズムに従う．発熱がない場合にも感染症は念頭に置かなければならない．

糖尿病×感染症による発熱はこう治療する

食事療法はどうする？

　通常の食事療法ができる場合は継続する．発熱や下痢をきたしている場合は，脱水状態にならないように，水分を多くとる．発熱時は食欲が低下することが多い．その場合，消化のよい「おかゆ」など単純糖質に近いものになることが多く，コントロールが乱れるもととなる．免疫反応を高める（甘くない）果物や野菜類を多く摂取する．全身状態不良の場合は受診が必要であ

る．

運動療法はどうする？

発熱時は心臓血管系や呼吸器系に多くの負担がかかるので運動を控える．安静にして免疫力を高めるようにする．病気の回復期に適度の運動をすると，完治するまでずっと安静にしているのに比べて治癒が早まる．適切な時期に軽い運動から再開する．

薬物療法はどうする？

a）糖尿病治療薬に影響を及ぼしうる薬剤（表2）[3]

発熱時に使用される薬剤で糖尿病治療薬に影響を及ぼしうる薬剤を表2にまとめた．

血糖への影響が問題となることは多くはないが，思わぬ血糖変動をきたした場合にはその原因として考慮する．

発熱に対して非ステロイド抗炎症薬（NSAIDs）は必要最小限とする．抗生剤治療が必要な場合，感染している臓器，年齢，糖尿病のコントロール状態から起炎菌を推定し抗生剤の種類を決める．また感染症の重症度，肝腎機能を加味して投与量，期間を決める．全身状態が良好で食欲もある場合は普段の内服薬を継続することは可能である．経口血糖降下薬を継続する場合の留意点は次項で述べる．

b）発熱時経口血糖降下薬で注意すべき点

発熱で全身状態が悪くなった場合は経口薬を中止しインスリン治療への切り替えを考慮する．特に留意すべき点を❹にまとめた．SU薬では低血糖，ビグアナイド薬は乳酸アシドーシス，

表2 感染症による発熱時に使用される主要薬剤の血糖降下薬への影響

経口血糖降下薬に影響を与えうる薬剤		機序	血糖への作用
消炎薬	サリチル酸製剤 　アスピリン	血中タンパクとの結合抑制	血糖低下
	ピラゾロン系消炎薬 　ケトフェニルブタゾン	血中タンパクとの結合抑制・腎排泄抑制 肝代謝抑制	血糖低下
	プロピオン酸系薬 　ロキソプロフェン	血中タンパクとの結合抑制	血糖低下
	アリール酢酸系消炎薬 　アンフェナック	血中タンパクとの結合抑制	血糖低下
	オキシカム系消炎薬 　テノキシカム	血中タンパクとの結合抑制	血糖低下
抗菌薬	サルファ薬 　スルファメトキサゾール	血中タンパクとの結合抑制・腎排泄抑制 肝代謝抑制	血糖低下
	テトラサイクリン 　テトラサイクリン 　ミノサイクリン	インスリン感受性亢進	血糖低下
	ニューキノロン 　シプロキサン 　レボフロキサシン	KATPチャネルの阻害，P糖タンパクの阻害，CYP2C9の抑制	血糖低下
	アゾール系抗真菌薬 　ミコナゾール 　フルコナゾール	血中タンパクとの結合抑制・肝代謝抑制 CYP2C9抑制によるSU薬の効果増強	血糖低下

（勝部理早，千堂年昭．岡山医学会雑誌 2008; 120: 347-350 [3]を参考に著者作成）

SGLT2阻害薬は脱水，尿路感染症をきたしやすい．DPP-4阻害薬は比較的安全と思われるが，全身状態が悪い場合は血糖コントロールできなくなる．GLP-1受容体作動薬，αグルコシダーゼ阻害薬も感染症の程度によってはコントロールできなくなる．

インスリン治療中の患者は血糖自己測定により2～4時間ごとにスライディングを実施することもあるが重症な場合はかかりつけ医を受診する．

Ⓐ 注意すべき糖尿病治療薬

比較的早めに中止を考慮すべき薬剤	
SU薬	○食欲がない場合遷延性低血糖をきたすおそれ
ビグアナイド薬	○乳酸アシドーシスをきたすおそれ
SGLT2阻害薬	○脱水症，尿路感染のリスク
グリニド	○SU薬と比較すると低血糖は起きにくいが注意が必要
チアゾリジン薬	○心不全のリスク
全身状態不良時は中止を考慮	
DPP-4阻害薬	○比較的安全であるが血糖降下作用が不十分
GLP-1受容体作動薬	○胃腸症状の悪化
αグルコシダーゼ阻害薬	○食欲低下では効果が得られにくい

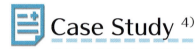

Case Study [4]

53歳，男性．
【主訴】発熱，頭痛．
【既往歴】耳鼻科領域の疾患（−）．外傷の既往（−）．
【家族歴】父母ともに糖尿病，9人の兄弟のうち2人糖尿病．
【生活歴】アルコール：週1回水割り5～6杯．
【経過】
4年前に健康診断で糖尿病を指摘されたが（空腹時血糖値168mg/dL），自覚症状もなく放置していた．1年前ころから，時に口渇,多飲多尿を自覚するようになってきた．某年6月，39℃台の発熱を認めた．その後発熱と解熱を繰返していた．口渇，多飲多尿，食思不振，悪心，体重減少をきたすようになった．発熱より7日後，近医で抗生物質，解熱薬を処方されたが，翌日より激しい頭痛を自覚した．近医受診3日後本院を受診し糖尿病ケトアシドーシスのため緊急入院となった．

❶まずはじめに考えること

発熱の原因検索をする．激しい頭痛をきたしたため髄膜炎と考え髄液検査で確定診断がついた．その後，血液，髄液培養より Klebsiella Pneumonia を検出した．

❷治療の実際

糖尿病ケトアシドーシス，細菌性髄膜炎として輸液,インスリン療法とともに起炎菌不明時に

推奨されている抗生剤治療を開始した．数日でいったん解熱したが，再度高熱をきたし肝機能障害を認めた．腹部超音波を実施したところ4cmの肝膿瘍を認めた．全身状態が改善していることからドレナージは実施せず抗生剤治療を継続し軽快退院となった．

 本症例から学ぶべきポイント

- ☑ 肝膿瘍から菌血症となり髄膜炎になったと考えられた．4cmという大きな肝膿瘍は，発熱を自覚するだいぶ前より存在していたと考えられる．
- ☑ 糖尿病のコントロールが悪いと重篤な感染症が潜んでいても症状がでないことを痛感させられた．

文献

1) Joshi N et al. Infections in Patients with Diabetes Mellitus. N Engl J Med 1999; **341**: 1906-1912
2) Delamaire M et al. Impaired leucocyte functions in diabetic patients. Diabet Med 1997; **14**: 29
3) 勝部理早，千堂年昭．薬物相互作用（14－糖尿病治療薬の薬物相互作用）．岡山医学会雑誌 2008; **120**: 347-350
4) 柳川達生ほか．Klebsiella pneumoniae 髄膜炎，肝膿瘍合併1成人例．Japanese J Antibiotics 1989; **42**: 2135-2140

各論：実践！ 疾患別の対応法

6 甲状腺機能亢進症による発熱

糖尿病×甲状腺機能亢進症による発熱で注意すべきポイント

- 特に食後高血糖をきたしやすい．また，高血糖が甲状腺機能亢進症を重症化させる要因となりうる（甲状腺クリーゼ）．

- 甲状腺機能亢進症では食後高血糖に注意する．

- 甲状腺機能亢進時は循環器系に負荷がかかっており運動は控える．

- 経口血糖降下薬は糖尿病の病態を考えて処方する．頻脈の治療で処方されるβ遮断薬，亜急性甲状腺炎の治療で使用されるステロイドは血糖コントロールを悪化させる可能性ある．

糖尿病医が知っておきたい甲状腺機能亢進症による発熱の基本

◆ 病態

　糖尿病患者の発熱時，まずその原因を探ることが基本であることは前述（第5章）のとおりである．

　甲状腺ホルモンはミトコンドリア電子伝達系で脱共役によりATP産生から熱産生に向けられる．甲状腺機能亢進症は主にバセドウ病，無痛性甲状腺炎と亜急性甲状腺炎を鑑別する．バセドウ病はTSH受容体抗体が甲状腺を刺激することでホルモン産生過剰となる．無痛性甲状腺炎と亜急性甲状腺炎は甲状腺組織破壊によるホルモン漏出である．バセドウ病と無痛性甲状腺炎では通常TSH受容体抗体の有無で鑑別できる．バセドウ病の発熱は37℃台程度が多く，発熱と比較して頻脈であることと，甲状腺腫，発汗過多，眼球突出などが診断の端緒となる．無痛性甲状腺炎ではバセドウ病ほどホルモンが高くなく発熱は軽微である．亜急性甲状腺炎では，炎症反応，発熱，甲状腺部の限局性圧痛，熱感，甲状腺機能亢進症状を認める．原因は不明であるがウイルス感染の可能性がある．特徴的な所見より診断は容易であるが，化膿性甲状腺炎との鑑別が必要な場合は超音波検査を行う．

　甲状腺機能亢進症では腸管からの糖質吸収促進などより食後血糖が上昇しやすくなる．また，ケトアシドーシスのように著しい高血糖の場合は甲状腺クリーゼの誘因となる[1]．

6. 甲状腺機能亢進症による発熱

🔷 治療のエッセンス

甲状腺機能亢進症の場合，糖尿病治療は変更不要のことが多い．しかし，食後高血糖をきたしやすいことに注意する．

糖尿病×甲状腺機能亢進症による発熱は何が問題となるか？

①甲状腺機能亢進症では食後高血糖をきたしやすい．
②発熱・下痢といった急性胃腸炎様症状が甲状腺機能亢進症の症状であることがある．

糖尿病×甲状腺機能亢進症による発熱はこう治療する

食事療法はどうする？

食後高血糖をきたしやすいので，野菜，海藻などの繊維の多い食品，おかず，主食の順番を心がける．よく噛んでゆっくり食べる．炭水化物の過剰摂取を避ける．

運動療法はどうする？

動悸，息切れなどを感じない程度の日常生活は可であるが，それ以上の運動療法は控える．

薬物療法はどうする？

a) 血糖コントロールに影響を及ぼしうる甲状腺治療関連薬剤（表1）

基本的には糖尿病の病態を考えて経口血糖降下薬を処方する．甲状腺治療薬で血糖コントロールに影響を及ぼしうるのはβ遮断薬とステロイドである．

甲状腺機能亢進症状で動悸，頻脈をきたす場合，β遮断薬，ベラパミルを処方する．β遮断薬は低血糖時に出現するふるえや冷汗などの警告症状を出現しにくくする．また，血糖値も上昇する可能性がある．

亜急性甲状腺炎では発熱，甲状腺の疼痛に対して非ステロイド抗炎症薬（NSAIDs）を処方するが，効果がない場合は副腎皮質ステロイドを使用する．その場合は血糖コントロール悪化を念頭に入れる必要がある．

b) 発熱時経口血糖降下薬で注意すべき点

食欲もあり，全身状態がよい場合には経口血糖降下薬は変更しないことが多い．全身状態が悪くなった場合は経口薬を中止しインスリン治療に切り替えることを考慮する．

表1 甲状腺機能亢進症治療薬剤の血糖への影響

経口血糖降下薬に影響を与えうる薬剤	機序	血糖への作用
β遮断薬 　メトプロロールなど	糖新生抑制・低血糖に対する交感神経抑制	血糖低下
ステロイド薬 　プレドニゾロンなど	肝での糖新生亢進・末梢でのインスリン感受性低下	血糖上昇

各論：実践！ 疾患別の対応法

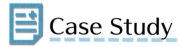

> 56歳，女性．生来健康．
> 【主訴】発熱，腹痛，下痢，意識障害
> 【既往歴】特記事項なし
> 【家族歴】特記事項なし
> 【現病歴】糖尿病でメトホルミン内服中であった．某年9月初旬，発熱，腹痛，下痢を認め，1週間症状が持続した．メトホルミンは中断していた．近医受診し，急性胃腸炎の診断にて抗生剤と整腸薬を処方されたが改善しなかった．その3日後，意識障害を認めたため，当院救急外来紹介受診となった．
> 【経過】
> 意識状態：JCS Ⅱ-10
> 体温38.3℃，血圧158/90 mmHg，脈拍145回/min・不整（心電図では心房細動）
> 呼吸回数30回/min，酸素飽和度98%（室気）
> 眼：貧血（±），黄疸（−），眼球突出軽度
> 頸部：甲状腺びまん性腫大
> 心音：純・不整
> 肺野：両側・清
> 腹部：平坦・軟，臍部周囲：圧痛（±）
> 四肢：下腿浮腫を認める

❶まずはじめに考えること

急性胃腸炎による発熱は鑑別すべき疾患のひとつであるが，治療により改善していない．メトホルミンは中止されており血糖コントロールの状況をまず把握しなくてはならない．頻脈，意識障害が出現しており，甲状腺機能亢進症によるクリーゼも念頭に入れる．

❷治療の実際

$fT_3 \geq 30.0$ pg/mL，$fT_4 \geq 6.0$ ng/dL と甲状腺中毒症を認め，①中枢神経症状，②38℃以上の発熱，③頻脈（130回/min以上），④消化器症状より甲状腺クリーゼと診断した．抗甲状腺薬治療，循環動態管理を行った．随時血糖は345 mg/dLになっていたためインスリンと輸液管理を行った．

本症例から学ぶべきポイント

☑ 発熱，急性胃腸炎様症状であったが頻脈，心房細動を呈しており甲状腺機能亢進症によるクリーゼを念頭に入れる[2]．治療が遅れると死にいたるおそれがある．逆に，低体温の場合は極めて重症である[3]（文献2，3は自験例．非糖尿病例であるが参考にされたい）．

文献
1) Akamizu T et al. Diagnostic Criteria, Clinical Features, and Incidence of Thyroid Storm Based on Nationwide Surveys. Thyroid 2012; **22**: 661-679
2) Umezu T et al. A patient who experienced thyroid storm complicated by rhabdomyolysis, deep vein thrombosis, and a silent pulmonary embolism: a case report. BMC Research Notes 2013; **6**: 198
3) Yoshino T et al. A patient with Graves' disease who survived despite developing thyroid storm and lactic acidosis. Upsala Journal of Medical Sciences 2010; **115**: 282-286

各論：実践！　疾患別の対応法

7 全身の痛み（手・肩・腰・下肢痛など）

糖尿病×全身の痛みで注意すべきポイント

- 糖尿病罹病期間・血糖コントロール不良状態が疼痛を起こす疾患に影響を与える．

- 患者の状態に合わせて適宜調整する．

- 症例により局所の運動が有効．無理せず適度な運動を行う．

- 症例により抗炎症薬・抗うつ薬・抗痙攣薬を投与する．

糖尿病医が知っておきたい全身の痛み（骨粗鬆症を除く）の基本

◆ 病態

　糖尿病に関連した疼痛は，有痛性糖尿病神経障害や骨・関節・結合織疾患（リウマチ疾患）が主なものである．糖尿病患者では，有痛性糖尿病神経障害の有病率は約20％と推測されている．有痛性糖尿病神経障害の起こる機序として，高血糖による軸索変成後に過剰発現するNaチャネルや未成熟再生神経からの異常インパルスが，求心性神経線維を通じて脊髄後角を経て体側前側索の脊髄視床路を上行して脳で痛みとして感知される．また，Caチャネル発現増加による神経伝達物質促進は脊髄後角細胞への興奮伝導を過剰に促進し，シナプス後膜のNMDA受容体を活性化し痛覚伝達を促進する[1]．

　糖尿病に関連するリウマチ疾患は上肢から下肢まで多岐にわたる．その発生機序は，終末糖化産物（advanced glycation end products：AGEs）によるコラーゲン架橋異常による軟骨・骨・腱の構造変化[2]やインスリン抵抗性に伴う全身性の軽度炎症状態によって関節組織が障害されること[3]などが推測されている．

a）手の痛み

①手根管症候群（carpal tunnel syndrome）

手根管症候群は，手根管内における正中神経の絞扼性ニューロパチーである．初期には示指・中指のしびれが出現し，最終的に母指から環指にしびれ・痛みが出現する．糖尿病患者の有病率は1.2％で[4]，1型糖尿病と2型糖尿病の間で発症リスクに差はない[5]と報告されている．

②屈筋腱鞘炎（ばね指）

指の関節がロックし，ばね現象を引き起こす．進行すると罹患部位のCP関節手掌側に痛み・腫脹が出現する．示指・中指が好発部位である．糖尿病患者のばね指の有病率は5〜15％に対して，一般人口の有病率は1〜2％である．糖尿病患者は症状が重く，病変が複数指にまたがる[6]．

③複合性局所疼痛症候群（complex regional pain syndrome：CRPS）

CRPSは外傷後に持続する局所痛を特徴とするが，既存の外傷による神経障害の経過とは不釣り合いの経過を示す．疼痛は神経支配やデルマトームに一致しない局所的な疼痛で，遠位側優位の感覚・運動・発汗・血管運動の異常や骨萎縮を伴う．古くは反射性交感神経性ジストロフィー（reflex sympathetic dystrophy：RSD），カウザルギー，肩・手症候群（shoulder-hand syndrome：SHD）などと呼ばれていたものである[7]．進行すると癒着性被膜炎，手指関節拘縮ならびに手の皮膚・爪の乾燥・萎縮が起こる[8]．糖尿病患者に多いとされるが，病因は解明されていない[9]．

Dupuytren拘縮は糖尿病に特有なリウマチ性疾患だが，通常痛みは少ない．

b）肩の痛み

①癒着性被膜炎（frozen shoulder：FS）

肩の可動域制限と痛みを伴う．通称四十肩である．12〜42ヵ月で関節可動域制限は改善する．患者の60％は寛解するが，35％は軽中等度の症状，5％は重症な症状が残る．糖尿病患者におけるFSの有病率は5〜30％に対して，一般人口の有病率は2〜5％とされる．非糖尿病患者に比べて糖尿病患者は痛みと可動域制限が強い．また，痛みが持続し治癒しにくい．糖尿病の罹病期間と正の相関を認め，Dupuytren拘縮を合併しやすい[2]．

②石灰沈着性腱板炎

肩腱板内に沈着したリン酸カルシウム結晶により急性炎症が起こり，肩に疼痛・可動域制限が生じる．糖尿病患者の肩関節石灰沈着は31％に対して，非糖尿病患者では10％である．石灰沈着性腱板炎はFSに合併することがある[2]．

c）腰の痛み

①播種性特発性骨増殖症（diffuse idiopathic skeletal hyperostosis：DISH）

脊柱靱帯や腱・靱帯付着部に石化化と骨化を伴う非炎症性疾患である．進行すると連続した椎体前面から側面の脊柱靱帯が骨化し，可動域制限が起こる．症状は頸部・胸部・腰部の痛みと強剛を伴う．骨棘が食道を圧排し，嚥下障害をきたすこともある．DISHの病因は明らかでないが，糖尿病・肥満患者に多く，高インスリン血症との関連が推測されている[10, 11]．

各論：実践！ 疾患別の対応法

②腰部脊柱管狭窄症

　脊椎症や変形性脊椎炎が腰部脊柱管狭窄症の主な原因で，一般的に60歳以上に起こる．原因として，①加齢などによる椎間板変性，②変性などにより椎間板の高さが減少し，脊椎後方部位への荷重が増加することで，椎間関節の骨棘や黄色靱帯の肥厚が出現する．これらの原因により脊柱管や神経孔を圧迫され，しびれ・疼痛・間欠性跛行などの症状が出現する[12]．糖尿病は腰部脊柱管狭窄症のリスクファクターであることが報告されている[13]．

d) 下肢の痛み

①有痛性糖尿病神経障害

　有痛性糖尿病神経障害の多くは抑うつと自律神経障害を伴う．慢性，持続性の典型的糖尿病多発神経障害（diabetic polyneuropathy：DPN）と急性・亜急性の痛みを伴う非典型的DPNに分類される．典型的DPNは，左右対称性に下肢末梢のしびれ感，針刺し感などのパレステジアを特徴とする．一方，非典型的DPNはまれで，急性有痛性神経障害と治療後神経障害がある．急性有痛性神経障害（acute painful neuropathy）は，急激な体重減少に引き続いて四肢や下腹部に激しい疼痛を生じる．治療後神経障害（post-treatment neuropathy）は，血糖コントロール不良患者で急激に血糖コントロールを改善した場合に生じる有痛性神経障害を指す．非典型的DPNの発症機序は不明であるが，治療は典型的DPNに準じる．治療はデュロキセチンまたはプレガバリンが第一選択になる．ふらつきなどの自律神経障害を持つ患者ではデュロキセチンのほうがプレガバリンに比較して使用しやすい[1]．

②変形性関節症（osteoarthritis：OA）

　加齢，遺伝，局所の炎症，機械的ストレスなど様々な要因により，関節面の軟骨のすり減りや半月板の変性・断裂により関節内に炎症が起こる．症状は，関節痛・こわばり・機能障害を認め，無症状から重度なものまで様々である．罹患部位は膝・股関節・脊椎に多くみられる．荷重に関係ない手のOAも，糖尿病患者では発症リスクが高く[14]，びらん性病変を伴いやすい[15]．

③痛風

　細胞外液の尿酸が飽和し生化学的な変化が起こり，急性・慢性関節炎，痛風腎，痛風結節など多彩な病態を呈する．急性痛風性関節炎は，最初に単関節がおかされ，続いて多発性関節炎が生じる．好発部位は母趾の第1中足趾関節であるが，足根関節，足関節，膝関節もしばしばおかされる[16]．2型糖尿病と痛風は，遺伝的に共通のリスク因子を持ち[17]，痛風は2型糖尿病の発症リスクを上昇させる[18]．

④ピロリン酸カルシウム二水和物（acute calcium pyrophosphate dihydrate：CPPD）関節炎（偽痛風）

　CPPD結晶の関節内沈着は高齢者で多くみられる．CPPDが沈着する原因は不明だが，加齢や疾患による軟骨の生化学的変化が結晶の核形成に関与していると推測されている．CPPD関節炎は無症状から急性・亜急性・慢性の経過をたどる．急性CPPD関節炎は，偽痛風とも呼ばれる[16]．CPPD関節炎の好発部位は，膝関節が最も多い．CPPD関節症と糖尿病との関連が報告されている一方で，関連がないとの報告もある[9]．

⑤糖尿病性筋梗塞（diabetic muscle infarction）

アテローム塞栓や大血管の閉塞に関連しない虚血性骨格筋壊死が特徴である．急性または亜急性の疼痛・浮腫・圧痛を認める．好発部位は大腿部，下腿が典型的である．発症はまれで，長期間の血糖コントロール不良患者に多い．病理組織ではフィブリンによる毛細血管・細動脈の閉塞を認めるが，閉塞原因は明らかでない[18]．治療は，低用量のアスピリンを含めた非ステロイド抗炎症薬（NSAIDs）が推奨される．理学療法は状態悪化させる可能性はあるが，日常生活レベルの負荷であれば問題ない[19,20]．

神経関節症（Charcot 関節）は糖尿病特有のリウマチ疾患だが，疼痛が出現することは少ない．

e）全身の痛み

①線維性筋痛症（fibromyalgia：FM）

全身の疼痛を主症状とし，不眠，うつ病の精神疾患，過敏性腸症候群，逆流性食道炎などの自律神経系の症状を伴う．病因は不明であるが，下行性痛覚制御経路の障害と推測されている．日本では40〜50歳代の女性に多い．広範囲の疼痛と触診により18箇所のうち11箇所以上に疼痛を認める[21]．一般人口の有病率が1.8％に対し，糖尿病患者は14.8％と報告されている[22]．男性の糖尿病患者では，一般男性と比べFMの有病率に差はないが，疼痛箇所の数が多い．一方，女性糖尿病患者は一般女性と比べFMの有病率は高いが，疼痛箇所の数に差はない[23]．治療は，患者の症状に合わせて薬物（プレガバリン，デュロキセチン，NSAIDsなど）を選択する．患者教育・認知行動療法なども推奨される[21]．

◆ 治療のエッセンス

細小血管症，AGEsの蓄積などが関連することより，糖尿病に関連する疼痛予防の観点からは良好な血糖コントロール維持が重要である．

糖尿病×全身の痛みは何が問題となるか？

痛みによる運動制限は血糖コントロール悪化の原因になりうる．また，慢性疼痛は，肥満，生活活動強度の低い生活などと関連し[24]，糖尿病悪化の原因になる可能性がある．

糖尿病×全身の痛みはこう治療する

食事療法はどうする？

肥満OA患者では，膝関節などの免荷のために減量が重要である．減量の必要のある肥満，過体重の糖尿病患者では，エネルギー制限などを考慮する．サルコペニアがある患者では，タンパク制限は行わない．

運動療法はどうする？

症例に応じて疼痛が許容できる範囲内で運動療法を行う．関節炎の急性期，手根管症候群，

各論：実践！　疾患別の対応法

ばね指は安静，副子固定など，積極的な運動は行わない．

薬物療法はどうする？

リウマチ性疾患では NSAIDs が疼痛コントロールの主体になる．NSAIDs が使用できない場合は，グルココルチコイドの使用を検討する．糖尿病の薬物療法は通常と変わりないが，グルココルチコイドによる血糖上昇時はインスリンの使用が望ましい．

Case Study

82歳，女性．
【既往歴】胃悪性リンパ腫，大腸がん，偽痛風
【家族歴】母に高血圧症，糖尿病の家族歴なし
【生活歴】独居，ADL は自立，喫煙，飲酒なし
【経過】
55歳時糖尿病と診断された．ビルダグリプチン 100 mg で HbA1c は 6.9%だった．

入院 1 ヵ月半前から頭痛，頸部痛が出現し，近医を受診した．頸部 MRI で C5/6 の頸椎症を認めた．緊張型頭痛の診断でアセトアミノフェンが処方されたが，症状は改善しなかった．

入院当日，起床時に頸部痛，38.5℃の発熱を認め，当院救急外来を受診した．身体所見では意識清明，脳神経異常なし，ジョルト・サイン（jolt accentuation）を認めた．四肢の筋力低下，関節炎は認めなかった．血液検査では，WBC 13,660/μL，CRP 21.3 mg/dL，赤沈 1 時間値 145 mm，髄液検査では異常なかった．empirical な抗菌薬投与が開始されたが発熱，頸部痛，炎症反応は改善しなかった．経過からは多発性リウマチ筋痛症（polymyalgia rheumatica：PMR）が疑われたが，身体所見は PMR に合致しなかった．PMR 様症状と偽痛風の既往より環軸関節偽痛風（crowned dens syndrome：CDS）を疑い頸部単純 CT を施行したところ，歯状突起背側に淡い高吸収域を認め，CDS と診断した．

❶まずはじめに考えること

頸部痛，発熱より髄膜炎，咽後膿瘍，頸椎椎体炎などの感染性疾患を考える．高齢者の不明熱，何か痛がっているときは，化膿性関節炎，腸腰筋膿瘍，偽痛風，悪性腫瘍の骨転移，PMR を考える[25]．

❷治療の実際

治療の第一選択は本来 NSAIDs だが，高齢，腎機能障害（eGFR 32 mL/min）のため，プレドニゾロン 15 mg 内服を開始後，速やかに症状は改善した．一方，血糖コントロールは悪化し，入院中は各食前の超速効型インスリンを必要とした．インスリン自己注射が困難なためグリニド製剤に変更し，HbA1c は 7.5%で推移している．

7. 全身の痛み

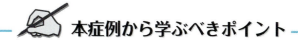
本症例から学ぶべきポイント

- ☑ 頸部痛，発熱をみた際にはCDSを鑑別に考える．
- ☑ 偽痛風の既往とPMRとの鑑別がCDSの診断につながった．
- ☑ NSAIDsが使用できないときは，グルココルチコイド使用を考える．

文献

1) 出口　尚ほか．糖尿病神経障害に伴う疼痛の管理．Therapeutic Research 2013; **34**: 1227-1235
2) Abate M et al. Management of limited joint mobility in diabetic patients. Diabetes Metab Syndr Obes 2013; **6**: 197-207
3) Courties A et al. Osteoarthritis and type 2 diabetes mellitus: What are the links? Diabetes Res Clin Pract 2016; **122**: 198-206
4) Hou WH et al. Prevalence of hand syndromes among patients with diabetes mellitus in Taiwan: a population-based study. J Diabetes 2017; **9**: 622-627
5) Pourmemari MH et al. Diabetes as a risk factor for carpal tunnel syndrome: a systematic review and meta-analysis. Diabet Med 2016; **33**: 10-16
6) Lebiedz-Odrobina D et al. Rheumatic manifestations of diabetes mellitus. Rheum Dis Clin North Am 2010; **36**: 681-699
7) Harden RN et al. Proposed new diagnostic criteria for complex regional pain syndrome. Pain Med 2007; **8**: 326-331
8) Harden RN et al. Complex regional pain syndrome: practical diagnostic and treatment guidelines, 4th edition. Pain Med 2013; **14**: 180-229
9) Husni ME et al. Joint and bone manifestations of diabetes mellitus. Joslin's Diabetes Mellitus, 14th Ed, Kahn CR, Lippincott Williams & Wilkins, Philadelphia, 2005: p.1061-1068
10) Pillai S et al. Metabolic factors in diffuse idiopathic skeletal hyperostosis: a review of clinical data. Open Rheumatol J 2014; **8**: 116-128
11) Nascimento FA et al. Diffuse idiopathic skeletal hyperostosis: a review. Surg Neurol Int 2014; **5**: S122-S125
12) Binder DK et al. Lumbar spinal stenosis. Semin Neurol 2002; **22**: 157-166
13) Yabuki S et al. Prevalence of lumbar spinal stenosis, using the diagnostic support tool, and correlated factors in Japan: a population-based study. J Orthop Sci 2013; **18**: 893-900
14) Dahaghin S et al. Do metabolic factors add to the effect of overweight on hand osteoarthritis? The Rotterdam Study. Ann Rheum Dis 2007; **66**: 916-920
15) Magnusson K et al. Diabetes is associated with increased hand pain in erosive hand osteoarthritis: data from a population-based study. Arthritis Care Res (Hoboken) 2015; **67**: 187-195
16) Schumacher HR ほか．痛風とその他の結晶誘発性関節炎．ハリソン内科学，第4版，福井次矢（編），メディカル・サイエンス・インターナショナル，東京，2013: p.2453-2458
17) Lai HM et al. Gout and type 2 diabetes have a mutual inter-dependent effect on genetic risk factors and higher incidences. Rheumatology (Oxford) 2012; **51**: 715-720
18) Tung YC et al. Association Between Gout and Incident Type 2 Diabetes Mellitus: A Retrospective Cohort Study. Am J Med 2016; **129**: 1219, e1217-e1219, e1225
19) Chester CS et al. Focal infarction of muscle in diabetics. Diabetes Care 1986; **9**: 623-630
20) Horton WB et al. Diabetic muscle infarction: a systematic review. BMJ Open Diabetes Res Care 2015; **3**: e000082
21) 日本線維筋痛症学会ほか．線維筋痛症診療ガイドライン，日本リウマチ財団，2010
22) Heidari F et al. Prevalence of fibromyalgia in general population and patients, a systematic review and meta-analysis. Rheumatol Int 2017; **37**: 1527-1539
23) Wolak T et al. [Prevalence of fibromyalgia in type 2 diabetes mellitus]. Harefuah 2001; **140**: 1006-1009, 1120, 1119
24) Morales-Espinoza EM et al. Complexity, comorbidity, and health care costs associated with chronic widespread pain in primary care. Pain 2016; **157**: 818-826
25) 高田俊彦ほか．Crowned dens syndrome（CDS）．診断のゲシュタルトとデギュスタシオン，岩田健太郎（編），金芳堂，京都，2013: p.175-179

各論：実践！ 疾患別の対応法

8 心不全

糖尿病 × 心不全 で注意すべきポイント

- 心不全の予防・進展のためにも，良好な血糖コントロールを心がける．
- 高齢心不全では食欲不振，低栄養，消化管浮腫で低血糖の発症リスクが上がっており注意する．

- 低栄養をきたしやすく個人に合わせた十分なサポートが必要．
- 7 g/day 程度の塩分制限は必要であるが，低 Na 血症に注意を払う．

- 予後改善，QOL 維持のため高齢でも運動療法は必須．
- 整形外科的疾患，脳血管疾患の合併が多く，個々の患者で対応する必要がある．
- 長期間続けるためモチベーションを保つ工夫が大切．
- CPX を行ってから運動処方をすることが勧められる．

- チアゾリジンは心不全増悪のリスクが上がるため使用できない．
- メトホルミンは心不全で乳酸アシドーシスのリスクがあり使用困難．
- DPP-4 阻害薬の一部には心不全増悪の報告がある．
- SGLT2 阻害薬は心不全入院抑制効果が報告されているが，副作用に注意が必要

糖尿病医が知っておきたい 心不全の基本

◆ 病態

　糖尿病に心不全が合併しやすいことは以前から知られており，HbA1c が高いほど心不全のリスクが上がるとされている．13 年間の経過をみた研究では，非糖尿病患者では 29% に心不全が発症したのに対して糖尿病患者では 67% に心不全を発症している[1]．また，インスリン抵抗性のみでも心不全発症のリスクである．高齢糖尿病患者の心不全の発症頻度は，70 歳代では年間発症率約 10%，80 歳代では 15〜20% との報告がある[2]．当然であるが高齢糖尿病患者では心不全を合併したほうが予後が悪い．糖尿病には，虚血性心疾患，高血圧，大動脈弁狭窄症を合併しやすく，それらを基礎疾患として心不全を発症することがある．しかし，それらを合併していなくても，糖尿病自体が心筋障害を起こし，心不全を発症するとされる．また，逆に心不全であれば糖尿病になりやすいことも知られており，心不全患者の 42% に糖尿病を合併していたとの報告があり，悪循環をきたす可能性がある．

8. 心不全

　糖尿病に対する積極的加療が心不全発症を抑制しうるのかに関しては明確な答えは現在のところない．観察研究ではあるが HbA1c が 1％低下することで全死亡率が 14％低下し，心不全は 16％低下することが報告されている[3]．また，日本の患者での検討で HbA1c 8％を超えると心不全による入院が増加するとの報告もあり[4]，低血糖に注意しながら，ガイドラインに沿って良好な血糖コントロールを行うことは推奨される．

◆ 治療のエッセンス

　高齢者では，症状を訴えないことが多い．特に心不全の症状である下腿浮腫や労作時呼吸困難，易疲労感に関しては年齢のせいにして本人から積極的訴えることが少ない．こちらから積極的に話を聞き，身体診察をしていくことが，心不全を発見するのに重要である．

　また，すでに心不全と診断されている患者においても，こちらからアプローチすることで早期に追加治療ができる．薬物療法に関しては，駆出率の低下した心不全（heart failure with reduced ejection fraction：HFrEF）においては糖尿病の有無にかかわらず，ACE 阻害薬／ARB，β 遮断薬，アルドステロン拮抗薬が予後改善をきたすことが知られており，積極的に使用する．ただし，これら薬剤を導入することで，ふらつき，転倒など，薬剤による副作用が前面に出ることがあり，患者個々に合わせた対応が必要となる．

　駆出率の保たれた心不全（heart failure with preserved ejection fraction：HFpEF）に関して，現時点で特定の薬剤で予後改善効果が得られたことは示されておらず，症状に合わせた加療を行っていく．

　糖尿病では生活習慣の指導は治療の基礎であり，心不全でも食事療法・運動療法は非常に重要であるため積極的に行っていく必要性がある．

糖尿病×心不全は何が問題となるか？

　心不全になるとインスリン抵抗性が増悪することが知られている．高齢者で糖尿病と心不全を合併すると，サルコペニアやフレイル，認知症の進行，骨・関節系疾患を合併しやすく，十分な栄養療法・運動療法を行うことが困難になりやすい．さらに予後の悪化，QOL が低下しやすい状態になる．

　併発疾患を多数持っていることが多く，それらへの対処も必要となり，診療が複雑になりやすい．また，糖尿病で処方される薬剤に加えて，心不全の薬剤が重なり，さらに高血圧，脂質異常症，冠動脈疾患などの合併症によりその内服薬の数は増大する．そのうえ認知症，嚥下機能の低下などが加わり服薬アドヒアランスが低下することが多い．

糖尿病×心不全はこう治療する

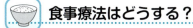
食事療法はどうする？

　高齢糖尿病患者においては低栄養状態のことが多いと報告され，低栄養は死亡率と QOL 低下に関与している．心不全では，心拍出量の低下により，腸管に十分な血流が到達せず，さらに

各論：実践！　疾患別の対応法

うっ血により腸管浮腫が起こることで腸管からの吸収が低下する．そのうえ腹部膨満感から食欲低下が起こり食事摂取量そのものが低下し，栄養状態が悪化していく．心不全の予後悪化因子としても低栄養が報告されており，十分な栄養管理が重要となってくる．心不全における安静時エネルギー消費量（resting energy expenditure：REE）は増加することが知られている．高齢糖尿病患者には標準体重1kgあたりの摂取エネルギーを軽労作であれば25〜30kcalとすることが目安とされて，フレイル，サルコペニアの予防には十分なタンパク質の摂取が望ましい．高齢で糖尿病と心不全を合併している患者における必要タンパク摂取量のエビデンスはない．ESPEN（European Society for Clinical Nutrition and Metabolism）では健康な高齢者は1.0〜1.2g/kg体重/day，低栄養または低栄養のリスクのある高齢者は1.2〜1.5g/kg体重/dayを推奨しており[5]，参考にそれぞれの患者で対応する．

　また，心不全においては循環血漿量増加を予防するため食塩摂取制限が勧められている．重症心不全であれば3g/day以下，そうでなければ7g/day以下を目標とすべきとされている[6]．高齢者では食塩摂取制限により食欲低下による低栄養をきたしたり，利尿薬の併用で低Na血症を起こしやすいため注意深い対応が必要である．心不全において水分制限は，重症心不全でない限り不要である．むしろ高齢では脱水状態になることが多く，まずは水分制限せず，必要時に行っていくほうが無難である．

運動療法はどうする？

　高齢糖尿病患者において，運動療法は，血糖改善，血圧低下効果があり，予後の改善，ADLの維持，さらに認知機能低下の抑制に有効であることが知られている．

　心不全における運動療法のエビデンスは確立しており，予後改善，運動耐容能の増加，QOL改善，心不全入院の減少が示されている．そして高齢心不全患者においても，運動療法を実施することは推奨されている．しかし，高齢者においては，変形性膝関節症，大腿骨頭置換術後，脊柱後弯症，筋力低下などの整形外科的な問題や，脳血管障害，認知症，うつ病などの合併率が高く，画一的なリハビリテーションが困難であることが多く，事故防止の意味でもその患者に合った運動療法の処方を行っていくことが必要である．どの程度の強度で運動を行うべきかは心肺運動負荷試験（cardiopulmonary exercise training：CPX）を行い，嫌気性代謝閾値（anaerobic threshold：AT）を指標に処方するのが最も望まれるが，どの病院でも行えるわけではなく，また，高齢者ではうまく実施できないことも多々ある．実臨床で大切なことは，運動療法が予後改善のみではなく，寝たきりを防止し，認知機能低下を防止するという利点を十分に理解してもらうことであり，それにより患者のモチベーションを保つことである．

薬物療法はどうする？

a）慢性心不全の薬物療法

　多くはHFrEFにおいて検討されて，その効果が報告されている．ACE阻害薬/ARB，β遮断薬，アルドステロン拮抗薬はHFrEFに対してエビデンスが確立している治療薬であり，禁忌がない限り導入すべきである．

①ACE 阻害薬

　日本において保険適用のある薬剤はエナラプリル，リシノプリルである．ACE 阻害薬は死亡リスクと再入院を減少させ，高用量であるほど効果があるが，高齢者では腎機能悪化，高 K 血症，低血圧に注意して徐々に増量する必要性がある．2,398 人の糖尿病患者と 10,188 人の糖尿病のない患者を含めた心不全における ACE 阻害薬のメタアナリシスにおいて，ACE 阻害薬は，糖尿病の有無にかかわらず同程度の予後改善効果を示している[7]．

②ARB

　ACE 阻害薬に対して非劣性が報告されており，ACE 阻害薬の使用ができない患者に対しては積極的に投与する．日本で使用できるのはカンデサルタンである．

③β遮断薬

　HFrEF に対して基本となる薬剤である．エビデンスがあり，日本で使用できるものはカルベジロール，ビソプロロールの 2 剤のみであることに注意が必要である．用量依存性に予後改善効果があり，可能な限り高用量を使用すべきとされているが，初期から高用量を使用すると心不全増悪をきたすことがあり，少量から漸増させる必要性がある．上記 2 剤に関しては，糖尿病の心不全患者においてもメタアナリシスで予後改善効果が示されており積極的に使用すべきである[7]．低血糖の遷延は，非選択性であるプロプラノロールで報告されているものの，β_1 選択性のビソプロロールや $\alpha\beta$ ブロッカーであるカルベジロールにおいて，その頻度は有意に増加しない．

④アルドステロン拮抗薬

　HFrEF の予後改善効果が大規模臨床試験で示されている．糖尿病を合併していても予後改善効果は報告されており，積極的に使用すべきであるが，高 K 血症に注意する．保険適用があるのはスピロノラクトン，エプレレノンである．

⑤利尿薬

　特にループ利尿薬は心不全における体液貯留を改善させるために必要な薬剤であるが，腎機能低下，起立性低血圧，転倒，電解質異常に注意する．使用する際には漫然と使用せず，体液貯留が解除された場合には可能であれば減量・中止を試み，必要最低限の量を使用していくことが必要である．

b）心不全を合併した糖尿病患者における糖尿病治療薬

①メトホルミン

　心不全において乳酸アシドーシスのリスクが増大することが報告されていたが，最近の報告ではその危険性は低く，心不全を合併した糖尿病患者においても問題なく使用できるとされ，メタアナリシスで死亡・心不全による入院率の改善が報告されている．2016 年 ESC の心不全ガイドラインでは糖尿病を合併した心不全に対してメトホルミンは Class Ⅱa，レベル C で推奨されている[8]．ただし，乳酸アシドーシスをきたしやすい背景として，高齢者，腎機能障害，心血管・肺機能障害，手術前後，肝機能障害がある．現在，日本においては心不全がある患者においては投与禁忌とされている．

各論：実践！　疾患別の対応法

②ピオグリタゾン

　総死亡＋非致死性心筋梗塞＋脳卒中の複合エンドポイントのリスク減少，心筋梗塞再発の防止，脳卒中再発防止，といった心血管イベント改善のエビデンスを有するが，心不全を合併していると体液貯留作用により，心不全の増悪と入院のリスクを上昇させることが報告されており，使用すべきではない[9]。

③αグルコシダーゼ阻害薬

　心不全に関して，後ろ向きの解析ではあるが，グリニド薬，SU薬と比較して心不全の入院を増加させなかった。さらに水分・Na貯留作用はないことから，心不全を合併していても使用に問題はない。ただし，副作用である腹部膨満感，便秘・下痢に注意する。

④DPP-4阻害薬

　低血糖を起こすリスクが少なく，十分な血糖改善効果があるため日本で頻用されている。サキサグリプチンの効果を検討したSAVOR-TIMI53試験では一次エンドポイントの複合心血管イベントは非劣性が示されたものの，心不全による入院がサキサグリプチンを投与した群で多いことが報告された。アログリプチン効果を検討したEXAMINE試験では，アログリプチン群で心血管イベントによる死亡，および入院を要する心不全の複合エンドポイントには有意差は認めなかったが，登録時に心不全の既往歴のない患者群においてはアログリプチン投与群において，心不全の入院が増加したことが報告された[10]。シタグリプチンの効果を検討したTECOS試験では，心不全による入院には差を認めないとの結果であった。サキサグリプチン，アログリプチンを使用する際には，上記の臨床結果を念頭に心不全増悪に注意しながら使用する必要性はある。また，ACE阻害薬と併用する際には，血管浮腫の発症率が増加することが報告されており，注意深い観察が必要である。

⑤GLP-1受容体作動薬

　リラグルチドの心血管イベントを検討した試験では，リラグルチド群で心不全による入院は少なかったものの有意差は認めていない[11]。急性冠動脈イベント既往を有する患者でリキシセナチドの効果を検討した臨床試験でも心不全による入院に有意差を認められていない[12]。長期成績は出ていないが，現時点では比較的問題なく使用できると考える。

⑥SGLT2阻害薬

　日本では2014年に発売され，使用開始された新しい薬剤である。エンパグリフロジンの効果を検討したEMPA-REG OUTCOME試験では，心不全による入院率を低下させる報告がなされている[13]。さらに，追加解析が行われているが，試験登録時の心不全の有無で検討したところ，試験登録時に心不全を合併していた患者ではエンパグリフロジンによる心不全入院の防止効果は認めなかったとの結果であり，すでに基礎に心不全がある患者への効果を過剰に期待すべきではない。その後，カナグリフロジンの効果をみたCANVAS試験，CANVAS-R試験が発表され，心不全による入院を有意に低下させるとの結果であった[14]。このエンパグリフロジン，カナグリフロジンの2つの試験で，それぞれサブグループで解析されており，ともに65歳以上の患者で有意に心不全による入院率を低下させるとの結果であった。またカナグリフロジン，ダパグリフロジン，エンパグリフロジンの効果を評価した観察研究では，SGLT2阻害薬は心不全入院を減少させたと報告されている[15]。

副作用として頻尿，尿路・性器感染症，サルコペニア，ケトーシス，皮膚障害，脱水などが報告されており，高齢者では適応を慎重に判断し，心不全で利尿薬を使用している際には，脱水に注意する必要性がある．

　高齢で心不全を合併した糖尿病患者における糖尿病治療薬の使用方法に関して，確立されたストラテジーは存在せず，個々の症例で対応するしかないのが現状である．前述のとおりピオグリタゾン，メトホルミンは使用すべきではないが，その他の薬剤に関しても，臨床研究で示された予後改善効果を鵜呑みにして使用するのではなく，患者背景・病態を考えた薬剤の使用を行っていく．

Ⓐ 注意すべき糖尿病治療薬

薬剤	理由
チアゾリジン 　ピオグリタゾン	○禁忌：心不全増悪，心不全の入院を増加させるリスクがあり使用すべきでない
ビグアナイド 　メトホルミン	○禁忌：乳酸アシドーシスの危険性 ※最近の研究で，安定した心不全に対しては，安全に使用できるとの研究結果があるが，日本の添付文書で心不全には禁忌とされている
DPP-4 阻害薬	○サキサグリプチンとアログリプチンにおいては心不全入院の増加が報告されている． ○DPP-4 阻害薬と ACE 阻害薬との併用で血管浮腫の発生が増加するとの報告があり注意
SGLT2 阻害薬	○エンパグリフロジン，カナグリフロジンにおいて，前向き研究で心不全による入院を低下させたという結果がある ○高齢者において，利尿薬との併用での脱水や，尿路感染症，皮膚関連事象の副作用が生じた場合重篤になる可能性があり注意が必要 ○しかし，高齢でも肥満であれば使用を考慮でき，症例を選択して使用すべき

Ⓑ 使用が可能な糖尿病治療薬

薬剤	理由
SU 薬	○使用可能．心不全を増悪させる明かなエビデンスなし
グリニド薬	○使用可能．心不全を増悪させる明かなエビデンスなし
GLP-1 受容体作動薬	○臨床試験で心不全増悪させないことが報告されている
αグルコシダーゼ阻害薬	○心不全の原因となりうる動脈硬化性合併症の発症リスクを抑制するとの報告あり
インスリン	○急性心不全で血行動態が安定していないときに必要となることがある ○使用可能．心不全を増悪させる明かなエビデンスなし

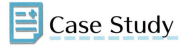

Case Study

68 歳，男性．

【主訴】労作時呼吸困難

【既往歴】58 歳：十二指腸潰瘍，61 歳：胃潰瘍，62 歳：虫垂炎（術後）

【生活歴】喫煙：20 本/day（21 歳〜），アルコール：ビール 2 本/day

【経過】
　49 歳より 2 型糖尿病，脂質異常症，高尿酸血症の加療開始され，58 歳より高血圧症の加療を開始されている．

各論：実践！　疾患別の対応法

63歳のときに発作性心房細動を指摘された．68歳時，夜間の入眠困難と下腿浮腫を認め，徐々に症状増悪し，労作時呼吸困難を認めるようになったため数日後に近医を受診し，精査加療目的で当院へ紹介となった．

初診時の診察で労作時呼吸困難，動悸を訴えており，著明な下腿浮腫，頸静脈怒張を認め，胸部X線でCTR 62%と心拡大し，軽度肺うっ血と両側CP-angle：dullを認め，心電図では心拍数100/minの心房細動であった．BNP 1,580 pg/mLと上昇しており，心エコーでは左室の拡大，左室駆出率の低下と下大静脈の拡大を認めた．以上より急性心不全と診断し加療を開始している．2型糖尿病に関しては，HbA1c 7.2%，Glu 168 mg/dLであり，前医でシタグリプチン50 mg/day，グリメピリド2 mg/dayが処方されていた．

❶まずはじめに考えること

基礎疾患，症状，身体所見から心不全を疑い，検査を行いながら急性期の対応を行う．急性期を離脱すれば心不全の原因疾患の鑑別と，予後改善のために薬物療法，心臓リハビリテーションを開始する．糖尿病に関しては，急性期はインスリンで対応し，血行動態が落ち着いたら内服へ切り替えることを念頭に置きながら治療を進めていく．

❷治療の実際

緊急入院し，フロセミドの静脈内投与，カルペリチド，ドブタミンの持続投与を開始し，徐々に内服薬を増量し改善．40日後の退院時には心不全に対して，イミダプリル2.5 mg/day，カルベジロール10 mg/day，エプレレノン25 mg/day，フロセミド40 mg/day，トルバプタン15 mg/day，ピモベンダン5 mg/dayを内服していた．心不全の原因は精査の結果，拡張型心筋症と判断している．退院時は，HbA1c 7.4%でリナグリプチン5 mg/dayを内服していた．

退院後，心不全に関しては週2〜3回，運動療法を中心とした外来リハビリテーションのため来院してもらい，増悪することなく経過した．

糖尿病に関しては2ヵ月目にはHbA1c 6.8%まで低下したが，4ヵ月目にHbA1c 7.8%まで上昇し，体液貯留がないにもかかわらず体重が退院時74.2 kgであったのが79.5 kgまで増加した．そのため，外来での心臓リハビリテーションの際に管理栄養士に介入してもらい，再度栄養療法を行い，また薬物療法としてはカナグリフロジン100 mg/dayを追加したところ，体重は約1 kg減少しその後増加せず，HbA1cも9ヵ月後にはHbA1c 6.8%まで改善した．塩分制限は十分に指導したが，SGLT2阻害薬を開始する際には，水分摂取は制限する必要性がないことを説明した．その後，体液貯留を起こすことなく水利尿薬であるトルバプタンを15 mg/dayから3.75 mg/dayへ減量でき，BNPは入院時1,580 pg/mLであったが，徐々に低下し，BNP 107 pg/mLまで改善している．

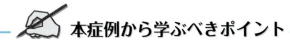

本症例から学ぶべきポイント

- ☑ 退院後，心不全は安定していたが血糖コントロールが悪化し，追加での栄養指導とSGLT2阻害薬の調整を行うことで良好な血糖コントロールを行うことができた．
- ☑ SGLT2阻害薬の使用に関しては高齢者であったが，認知機能は保たれており，男性で肥満であったためリスクよりもベネフィットが得られると判断した．
- ☑ 低心機能の患者ではあったが，外来での問診，身体所見，検査を行い，体液貯留がないことを確認しながら徐々に利尿薬を減量することができた．さらに塩分制限は行ったが，水分制限は行わずSGLT2阻害薬を併用しても脱水を起こすことなく経過することができた．

文献

1) Halon DA et al. Late-onset heart failure as a mechanism for adverse long-term outcome in diabetic patients undergoing revascularization (a 13-year report from the Lady Davis Carmel Medical Center registry). Am J Cardiol 2000; **85**: 1420-1426
2) Bertoni AG et al. Heart failure prevalence, incidence, and mortality in the elderly with diabetes. Diabetes Care 2004; **27**: 699-703
3) Stratton IM et al. Association of glycaemia with macrovascular and microvascular complications of type 2 diabetes (UKPDS 35): prospective observational study. BMJ 2000; **321**: 405-412
4) Kishimoto I et al. Hemoglobin A1c predicts heart failure hospitalization independent of baseline cardiac function or B-type natriuretic peptide level. Diabetes Res Clin Pract 2014; **104**: 257-265
5) Duetz NE et al. Protein intake and exercise for optimal muscle function with aging: recommendations from the ESPEN Expert Group. Clin Nutr 2014; **33**: 929-936
6) 日本循環器学会．慢性心不全治療ガイドライン（2010年改訂版），循環器病の診断と治療に関するガイドライン（2009年度合同研究班報告）
7) Shekelle PG et al. Efficacy of angiotensin-converting enzyme inhibitors and beta-blockers in the management of left ventricular systolic dysfunction according to race, gender, and diabetic status: a meta-analysis of major clinical trials. J Am Coll Cardiol 2003; **41**: 1529-1538
8) Ponikowski P et al. 2016 ESC guidelines for the diagnosis and treatment of acute and chronic heart failure. European Heart J 2016; **37**: 2129-2200
9) Hernandez AV et al. Thiazolidinediones and risk of heart failure in patients with or at high risk of type 2 diabetes mellitus: a meta-analysis and meta-regression analysis of placebo-controlled randomized clinical trials. Am J Cardiovasc Drugs 2011; **11**: 115-128
10) Zannad F et al. Heart failure and mortality outcomes in patients with type 2 diabetes taking alogliptin versus placebo in EXAMINE: a multicentre, randomised, double-blind trial. Lancet 2015; **385** (9982): 2067-2076
11) Marso SP et al. LEADER Steering Committee on behalf of the LEADER Trial Investigators: Liraglutide and Cardiovascular Outcomes in Type 2 Diabetes. N Engl J Med 2016; **375**: 311-322
12) Pfeffer MA et al. Lixisenatide in Patients with Type 2 Diabetes and Acute Coronary Syndrome. N Engl J Med 2015; **373**: 2247-2257
13) Zinman B et al. EMPA-REG OUTCOME Investigators: Empagliflozin, Cardiovascular Outcomes, and Mortality in Type 2 Diabetes. N Engl J Med 2015; **373**: 2117-2128
14) Neal B et al. Canagliflozin and Cardiovascular and Renal Events in Type 2 Diabetes. N Engl J Med 2017; **377**: 2099
15) Kosiborod M et al. Lower Risk of Heart Failure and Death in Patients Initiated on Sodium-Glucose Cotransporter-2 Inhibitors Versus Other Glucose-Lowering Drugs: The CVD-REAL Study (Comparative Effectiveness of Cardiovascular Outcomes in New Users of Sodium-Glucose Cotransporter-2 Inhibitors). Circulation 2017; **136**: 249-259

各論：実践！　疾患別の対応法

9 心房細動

糖尿病 × 心房細動 で注意すべきポイント

- 心房細動の発症や心原性脳塞栓症などのリスクは，糖尿病罹病期間や血糖管理不良と関連する．
- 低血糖は，心房細動の発症や心血管疾患のリスクである．
- 心房細動の発症予防のためには，低血糖を起こさない質のよい血糖管理を行う．

- 過剰なエネルギー摂取や多量の飲酒を控える．
- 高血圧症，心不全予防のために食塩は 6 g/day に制限する．
- ワルファリンは，ビタミン K を含む食品（納豆や緑黄色野菜）と拮抗作用がある．

- 中等度強度の運動は，心房細動の発症を抑制する．
- 高強度の運動やトレーニングは，心房細動の発症を増加させる．
- 運動中は，頻脈にならないように注意する．

- 新規経口抗凝固薬（NOAC）は，ワルファリンより出血などの副作用が少ない．
- ビグアナイド薬やチアゾリジン誘導体は，心房細動の発症予防に有効である可能性がある．
- 一部の Na チャネル遮断薬，ワルファリンと SU 薬の併用時は，低血糖に注意する．

糖尿病医が知っておきたい 心房細動の基本

◆ 病態

　心房細動は，心房が無秩序に 250〜350 回/min 以上の高頻度で興奮し，心室興奮が不規則になる不整脈である．心電図で f 波と不規則な RR 間隔を認めることで診断される[1]．心房細動の発生や維持には，トリガーとなる異常興奮と心房でリエントリーが成立するための心房筋の電気生理学的・構造的変化が示唆されている．心房収縮の消失は，心房内の血流低下をきたし血栓形成の原因となる（図 1）[2]．

　以前は僧帽弁狭窄症に伴う弁膜症性心房細動が多くみられたが，最近では高齢化や高血圧症，糖尿病，肥満など生活習慣病に関連した非弁膜症性心房細動が増加している．心房細動が原因となる心原性脳塞栓症は，予後不良の脳梗塞であり，救命できたとしても重度の機能障害が残ることが多い[1]．

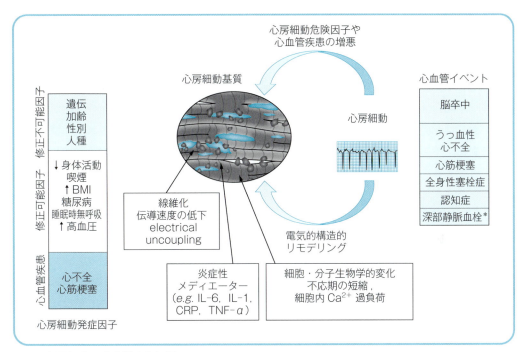

図 1 心房細動の発症機序と転帰
＊：関連を示すデータは少ない．
(Staerk L et al. Circ Res 2017; 120: 1501-1517 [2] より引用)

a）心房細動の新規発症と糖尿病

　日本の心房細動登録研究では，心房細動患者の約 11～23％に糖尿病を合併している．海外の疫学研究の結果から，糖尿病は心房細動の発症因子であることが知られており，最近のメタアナリシスでは，2 型糖尿病患者の心房細動発症リスクは非糖尿病患者に比べて約 40％上昇する[3]．糖尿病患者の心房細動発症リスクは，糖尿病罹病期間が長く，血糖管理が不良であるほど高くなる[4]．
　糖尿病は，様々な機序で心房の構造的・電気的リモデリングに影響し，心筋の線維化が進行して拡張障害と左房容積の増大をもたらし，心房細動を併発しやすい[5]．慢性的な高血糖の持続と心房細動の発症リスクに関連がみられることから，終末糖化産物（AGEs）とその受容体である RAGE が心房細動の発症にかかわっている可能性がある[6]．また，メタボリックシンドロームは心房細動発症の危険因子である（図 1）[2,7]．メタボリックシンドロームにおける心房細動発症は，心房におけるメカニカルストレスに加えて，全身および心房局所での炎症や酸化ストレスに重要なシグナル経路の活性化が関与している[5]．糖尿病心臓自律神経障害も重要な発症因子である．心房細胞における交感神経活動の不均一性や緊張が，心房細動の引き金となりリエントリーの維持をもたらすことが示されている[8]．

b）糖尿病を合併した心房細動患者の病態

　糖尿病は心房細動の発症因子であるとともに，心房細動患者では心原性脳塞栓症を発症させる因子でもある．日本の心房細動患者のプール解析では，抗血栓療法を行っていない糖尿病合併心房細動患者における虚血性脳卒中発症相対危険度は 1.47 倍で高い傾向がみられる[9]．また，

各論：実践！　疾患別の対応法

海外の登録研究では，虚血性脳卒中や血栓塞栓症の発症リスクは糖尿病罹患期間と関連すると報告されている[10]．

心房細動合併糖尿病患者は，交絡因子を補正しても血栓症だけでなく他の心血管疾患も合併しやすく予後は不良である．ACCORD試験のサブ解析やADVANCE試験のサブ解析では，心房細動合併例は非合併例に比べ，総死亡，心血管死，心筋梗塞や心不全の発症が多い．心房細動では左房収縮が低下し，血流のうっ滞が起きるため凝固系が活性化される．糖尿病では，高血糖，インスリン抵抗性やAGEs産生の増大などにより心房内皮機能が障害されており易血栓性である．また，高血糖やインスリン抵抗性の増大は血小板機能を亢進させる[5]．

🔷 治療のエッセンス

心房細動の発症予防や早期発見，心房細動患者の心原性脳塞栓症予防に念頭を置いた診療を行う．糖尿病患者の心房細動は無症候性が多いため，毎回診察時に脈拍の触診や聴診を行うことや定期的に心電図検査測定を行う．家庭血圧測定記録時には，脈拍も記載するように指示し，脈拍変動が大きい場合には発作性心房細動を疑って検査を行う．血中BNP値は，心房細動発症の予測因子であることから早期発見に有用である[11]．心房細動の管理は，血糖・血圧の管理，適度な運動，肥満・飲酒・喫煙・睡眠など生活習慣の是正が必要である．低血糖は，その重症度にかかわらず心房細動などの不整脈を誘発し突然死の原因となる[12]．

心房細動治療は，心拍数調節（レートコントロール），洞調律化・再発予防（リズムコントロール），抗血栓療法の3つが基本である．心房細動患者をレートコントロールとリズムコントロールに分けて経過をみた海外のAFFIRM試験では，2群間で総死亡や心血管イベントの発生に有意差はなかった．日本のJ-RHYTHM試験でも同様の結果であり，レートコントロールのほうが優れたQOLが確保されることが示されている．したがって，持続性心房細動に対しては，レートコントロールを優先することが推奨されている[1]．

洞調律化・再発予防としてのカテーテルアブレーションは，日本でも広く行われるようになり薬物療法に勝る成績が集積されつつある．糖尿病患者は非糖尿病患者と比べカテーテルアブレーションによる洞調律の維持や安全性に差はないが，糖尿病患者のなかでは高齢，肥満，HbA1c高値は心房細動の再発因子である[13]．

非弁膜症性心房細動では，脳梗塞のリスク評価を行ったうえで塞栓症リスクに応じた抗血栓療法を併用する．糖尿病はCHADS$_2$スコア1点にあげられており，他の合併症を有することが多いため，糖尿病患者では早期からの抗血栓療法を考慮すべきである（p.89コラム参照）．

糖尿病✕心房細動は何が問題となるか？

糖尿病は心房細動発症の危険因子であり，心房細動を発症すると総死亡，心原性脳塞栓症，心不全などのリスクを高め予後が不良である．糖尿病と心房細動は年々増加しており，両者は高年齢，肥満，高血圧症，インスリン抵抗性などを共通基盤として発症する．

近年，心房細動治療は進歩しているが，糖尿病を合併した場合には管理に難渋することが多い．循環器疾患治療薬と糖尿病治療薬の併用時は，低血糖の誘発など薬物相互作用や腎機能に考

慮すべきあり，抗血栓療法を行う場合には脳出血や消化管出血のリスクにも注意が必要である．

糖尿病×心房細動はこう治療する

 食事療法はどうする？

　肥満・メタボリックシンドロームは心房細動の発症因子であることから，過剰なエネルギー摂取を是正し適切な体重・内臓脂肪量を維持する．心房細動は，高血圧症や心不全と関連することから食塩摂取量は6g/day未満に制限する．多量飲酒の抑制は，心房細動の予防だけでなく心房細動に関連する脳卒中や心不全の予防にもつながる可能性がある[14]．ワルファリンは，プロトロンビンの生成に必要なビタミンKの働きを阻害することによって抗凝血作用を発揮する．このため，ビタミンKを多く含む納豆や青汁，クロレラなどの食品を摂取することによりワルファリン作用が減弱する可能性があり，これらの食品の摂取を制限する必要がある．新規経口抗凝固薬（novel oral anticoagulant：NOAC）を内服している患者はビタミンKを控える必要はない．

 運動療法はどうする？

　アスリートなどが行う高強度の運動トレーニングは心房細動の発症を増加させるが，中等度強度の運動は心房細動の発症予防効果や運動耐容能やQOLの改善が期待される．高齢者を対象とした研究では，中等度の運動習慣がある群は運動習慣がない群に比べ心房細動発症リスクが20～40％程度減少する[15]．一方，運動療法による心房細動の発症予防効果がみられないとの報告や体重減少の影響が大きいとの報告もみられる[16]．

　心房細動患者の運動強度設定は，心拍数による処方が難しく，運動負荷量や自覚的運動強度による調整が望ましい．心房細動中に130回/min以上の心拍数が持続するとうっ血性心不全を起こしやすい．2011年のACC/AHA/ESCガイドラインでは，心拍数の目標を安静時60～80回/min，中等度運動時90～115回/minとしている．

 薬物療法はどうする？

a）心房細動の薬物療法

　心房細動の薬物療法は，レートコントロールとリズムコントロール，抗血栓療法が基本である．心房細動患者の予後は，レートコントロールとリズムコントロールで差がないことなどから，持続性心房細動に対してはレートコントロールを優先する[1]．

　レートコントロールは，主にβ遮断薬や非ジヒドロピリジン系Ca拮抗薬を用いる．β遮断薬は，血糖コントロール不良の糖尿病患者の低血糖の初期症状をマスクし，低血糖の発見が遅れる可能性があることに留意すべきである．

　リズムコントロールは，主にNaチャネル遮断薬が使用されるが，一部の薬剤で低血糖を起こすことが報告されている．Vaughan Williams分類Ia群のシベンゾリンやジソピラミドは，膵β細胞ATP感受性K^+チャネルに結合し，SU薬と同様の機序によりインスリン分泌を惹起するため，単独投与でも低血糖を誘発することがある[17]．抗血栓治療薬は，これまでワルファリンが使用されてきたが，最近，直接トロンビン阻害薬や第Xa因子阻害薬などNOACが使用可

能となった．ワルファリンと比べて，効果発現が早い，定期的な凝固能検査による投与量調節の必要がない，食品との相互作用が少なく食事制限がない，併用薬との影響が少ないなど利点が多い．ただし，腎機能障害患者では投与量の減量などが必要であり，重度の腎機能障害では使用禁忌である．一方，ワルファリンに関しては，高齢者糖尿病患者においてSU薬とワルファリン併用群で低血糖による入院や救急外来受診率が高いとの報告がある[18]．SU薬とワルファリンはともにCYP2関連酵素で代謝されることから，競合によりSU薬の作用が増強する．ワルファリンの添付文書では，重症糖尿病患者は出血リスクを増加するため禁忌となっている．糖尿病患者では，NOACはワルファリンよりも有効性が高く，安全性が同等である．NOAC 4剤とワルファリンの有効性と安全性を比較したメタアナリシスでは，NOACは脳内出血などの安全性は糖尿病の有無にかかわらず少なく，糖尿病患者の脳卒中・全身性塞栓イベントも少なかった[19]．

b）心房細動と糖尿病薬物療法

心房細動患者では，低血糖の予防や血糖変動の是正を考慮した血糖管理が重要である．糖尿病患者の心房細動の発症を予防する治療，いわゆるアップストリーム治療に関しては，ビグアナイド薬[20]やチアゾリジン誘導体[21]などインスリン抵抗性改善薬が有効である可能性が報告されている．メトホルミンは，心房壁の頻脈誘発性筋融解や酸化ストレスを減弱することが示唆されている．ピオグリタゾンは，動物実験で動脈硬化の発現と関連するMCP-1やAGEs産生の抑制効果などが示唆されている．

SGLT2阻害薬は，低血糖リスクが少なく体重・内臓脂肪の減少をもたらすことから，心血管疾患の発症予防効果が期待されている．一方，尿糖排泄増加による利尿作用のためヘマトクリットの上昇をきたす．血液濃縮は，心房細動を合併する脳梗塞患者では血栓リスクを高める．SGLT2阻害薬使用に際しては，心房細動の有無をチェックすることが望ましい[22]．

Case Study

80歳，男性．
【既往歴】高血圧症，肥満
【家族歴】父に糖尿病，心房細動．母に心筋梗塞
【生活歴】妻と2人暮らし．ADLは自立．喫煙歴（20本/day 50年，75歳で禁煙）
【経過】
68歳時に健診で高血糖を指摘されDPP-4阻害薬とメトホルミンを内服している．医療機関に併設する運動施設で運動療法も行い，血糖コントロールはHbA1c 6.9%と良好，普段の安静時脈拍数は80回/min程度で不整もなかった．運動療法前のバイタルチェックで自動血圧計の脈拍が55回/minであった．動悸などの自覚症状はないが，検脈でリズム不整を認めたため循環器内科を受診．心電図検査で心房細動（心拍数112回/min）と診断された．

❶まずはじめに考えること

自動血圧計の脈拍数が通常よりも低く，検脈によるリズム不整を認めたため，心房細動や期

外収縮など不整脈を考えた．

❷治療の実際

　Naチャネル遮断薬の静注を行い洞調律に復した．CHADS$_2$スコア3点であり，直ちに抗血栓療法を開始した．抗血栓療法は，高齢糖尿病患者であることからワルファリンではなくNOACを選択した．自己検脈の方法を指導し，脈のリズムを確認することや家庭血圧測定時の脈拍変化を観察することを伝えた．受診時に家庭での血圧，脈拍，体重の記録を確認し，定期的にホルター心電図検査を行っている．その後，心房細動の再発はみられず，血糖コントロールも良好である．運動療法時に無症候性発作性心房細動が発見され，抗血栓療法を開始したことで，脳卒中や心不全の予防につながったと考えられる．

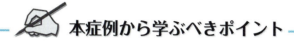

本症例から学ぶべきポイント

- ☑ 心房細動は，検脈ではパルスレスになることがあり，自動血圧測定時の脈拍を確認することで異常に気づくことがある．
- ☑ 心房細動発症因子を多く保有している症例では，無症状でも定期的な心電図検査や検脈指導を行うべきである．

【コラム：CHADS$_2$スコア】

　CHADS$_2$スコアは，非弁膜症性心房細動における脳梗塞のリスク評価指標としてガイドラインで広く用いられている．脳梗塞発症に関連する5つの危険因子の頭文字から命名され，脳卒中/一過性脳虚血発作既往は2点，他の因子は1点として，合計点数が高いほど脳梗塞の発症リスクは高くなる（表1）．日本循環器学会のガイドラインでは，CHADS$_2$スコア2点以上を血栓塞栓症の高リスクとし，抗血栓療法を開始することを推奨している．1点での開始は，ワルファリンは塞栓症の予防の利点と出血性リスクの欠点が拮抗するため「考慮可」であるが，一部の新規経口抗凝固薬（NOAC）は推奨とされている（図2）[1]．

表1　CHADS$_2$スコア

	危険因子		スコア
C	Congestive heart failure/LV dysfunction	心不全，左室機能不全	1
H	Hypertension	高血圧	1
A	Age ≧ 75y	75歳以上	1
D	Diabetes mellitus	糖尿病	1
S2	Stroke/TIA	脳梗塞，TIAの既往	2
	合計		0〜6

TIA：一過性脳虚血発作
(Gage BF et al. JAMA 2001; 285: 2864-2870 より引用)

各論：実践！ 疾患別の対応法

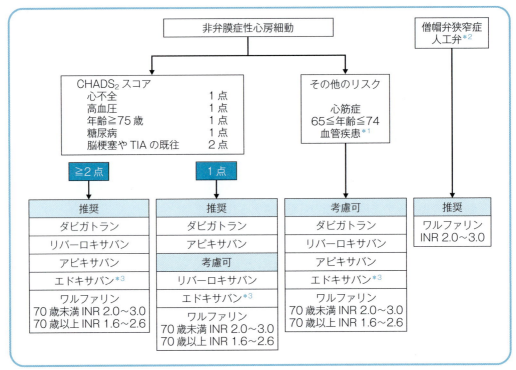

図2 心房細動における抗血栓療法
同等レベルの適応がある場合，新規経口抗凝固薬がワルファリンよりも望ましい．
＊1：血管疾患とは心筋梗塞の既往，大動脈プラーク，および末梢動脈疾患などを指す．
＊2：人工弁は機械弁，生体弁をともに含む．
＊3：2013年12月の時点では保険適応未承認．
(日本循環器学会．心房細動治療（薬物）ガイドライン（2013年改訂版），p21 図7[1]より許諾を得て転載)
(http://www.j-circ.or.jp/guideline/pdf/JCS2013_inoue_h.pdf)（2018年3月閲覧）

文献

1) 日本循環器学会．心房細動治療（薬物）ガイドライン（2013年改訂版）
   http://www.j-circ.or.jp/guideline/pdf/JCS2013_inoue_h.pdf［最終アクセス2018年1月13日］
2) Staerk L et al. Atrial fibrillation epidemiology, pathophysiology, and clinical outcomes. Circ Res 2017; **120**: 1501-1517
3) Huxley RR et al Meta-analysis of cohort and case-control studies of type 2 diabetes mellitus and risk of atrial fibrillation. Am J Cardiol 2011; **108**: 56-62
4) Dublin S et al. Diabetes mellitus, glycemic control, and risk of atrial fibrillation. J Gen Intern Med 2010; **25**: 853-858
5) Plitt A et al. Atrial fibrillation, type 2 diabetes, and non-vitamin K antagonist oral anticoagulants: a review. JAMA Cardiol 2017; **2**: 442-448
6) Kato T et al. AGEs-RAGE system mediates atrial structural remodeling in the diabetic rat. J Cardiovasc Electrophysiol 2008; **19**: 415-420
7) Watanabe H et al. Metabolic syndrome and risk of development of atrial fibrillation: the Niigata preventive medicine study. Circulation 2008; **117**: 1255-1260
8) Otake H et al. Influences of autonomic nervous system on atrial arrhythmogenic substrates and the incidence of atrial fibrillation in diabetic heart. Int Heart J 2009; **50**: 627-641
9) Suzuki S et al. Incidence of ischemic stroke in Japanese patients with atrial fibrillation not receiving anticoagulation therapy--pooled analysis of the Shinken Database, J-RHYTHM Registry, and Fushimi AF Reg-

istry. Circ J 2015; **79**: 432-438

10）Ashburner JM et al. Effect of diabetes and glycemic control on ischemic stroke risk in AF patients. ATRIA Study. J Am Coll Cardiol 2016; **67**: 239-247

11）Schnabel RB et al. Relations of biomarkers of distinct pathophysiological pathways and atrial fibrillation incidence in the community. Circulation 2010; **121**: 200-207

12）Hsu PF et al. Association of clinical symptomatic hypoglycemia with cardiovascular events and total mortality in type 2 diabetes: a nationwide population-based study. Diabetes Care 2013; **36**: 894-900

13）Anselmino M et al. Catheter ablation of atrial fibrillation in patients with diabetes mellitus: a systematic review and meta-analysis. Europace 2015; **17**: 1518-1525

14）Sano F et al. Heavy alcohol consumption and risk of atrial fibrillation. Circ J 2014; 78: 955-961

15）Mozaffarian D et al. Physical activity and incidence of atrial fibrillation in older adults: the cardiovascular health study. Circulation 2008; **118**: 800-807

16）Everett BM et al. Physical activity and the risk of incident atrial fibrillation in women. Circ Cardiovasc Qual Outcomes 2011; **4**: 321-327

17）長嶋一昭ほか．抗不整脈薬．Diabetes Frontier 2007; **18**: 371-375

18）Romley JA et al. Association between use of warfarin with common sulfonylureas and serious hypoglycemic events: retrospective cohort analysis. BMJ 2015; **351**: h6223

19）Ruff CT et al. Comparison of the efficacy and safety of new oral anticoagulants with warfarin in patients with atrial fibrillation: a meta-analysis of randomized trials. Lancet 2014; **383**: 955-962

20）Chang SH et al. Association of metformin with lower atrial fibrillation risk among patients with type 2 diabetes mellitus: a population-based dynamic cohort and in vitro studies. Cardiovasc Diabetol 2014; **13**: 123

21）Zhang Z et al. Thiazolidinedione use and atrial fibrillation in diabetic patients: a meta-analysis. Cardiovasc Disord 2017; **17**: 96

22）北川一夫．SGLT2 阻害薬によって脳血管疾患は増えるのか？ Modern Physician 2016; **36** (2): 155-158

各論：実践！　疾患別の対応法

10 高血圧

糖尿病×高血圧で注意すべきポイント

- 糖尿病合併高血圧は心血管病の高リスクであり，厳格な血糖管理が必要である．

- 減塩，エネルギー制限による肥満の是正を中心とした食事療法を指導する．
- 糖尿病合併高血圧は食塩感受性の高い病態であり，6 g/day 未満を目指した減塩は，腎症予防のためにも重要である．

- 有酸素運動を中心に定期的（毎日 30 分以上を目標）に運動を指導する．

- 血圧管理目標は 130/80 mmHg 未満であり，生活習慣修正を行っても 130/80 mmHg 以上が持続する場合，降圧薬を開始する．
- ARB，ACE 阻害薬を第一選択薬として投与し，効果不十分な場合，Ca 拮抗薬や利尿薬を併用して降圧目標の達成を目指す．

糖尿病医が知っておきたい高血圧の基本

◆ 病態

　高血圧は全国で 4,300 万人いると推定されている最も多い生活習慣病である．一方，糖尿病についても，2014 年の国民健康・栄養調査で男性の 15.5％，女性の 9.8％が有病者（糖尿病が強く疑われる人）と報告されている．すなわち，糖尿病と高血圧は合併しやすい疾患であり，日本での報告でも糖尿病患者における高血圧の頻度は非糖尿病患者に比し約 2 倍高いことが示されている[1]．

　メタボリックシンドロームに代表される肥満や脂質代謝異常を合併した高血圧患者では，インスリン抵抗性が基盤となって Na 貯留や交感神経活性亢進を惹起することが血圧上昇の主たる機序と考えられる．糖尿病，高血圧いずれも脳卒中，冠動脈疾患，腎不全など心血管病の主要危険因子であり，両者の合併はさらに高リスクの病態となることから，より厳格な管理が提唱されている．また，高血圧は血管性認知症の，糖尿病はアルツハイマー病の危険因子となることも報告されており[2,3]，認知症予防のためにも両者の管理は重要といえる．

10. 高血圧

◆ 治療のエッセンス

図1に日本高血圧学会による高血圧治療ガイドライン2014年版（JSH2014）が提唱する糖尿病合併高血圧の治療計画を示す[4]．診察室血圧における高血圧の基準は140/90 mmHg以上であるが，糖尿病患者は高リスクであることから，生活習慣修正指導を3ヵ月を超えない範囲で行っても130/80 mmHg以上を呈する場合，臨床的に高血圧と判断して降圧薬を開始することを提唱している．糖尿病患者では，血圧変動が大きいことが知られているので，起立性低血圧の有無を確認すること，家庭血圧測定や24時間自由行動下血圧測定（ABPM）を行って，夜間血圧，早朝血圧，高齢者では食後性低血圧など詳細な評価を行うことが望ましい．また標的となる脳，眼底，心臓，腎臓，血管の評価を行って，細小血管合併症の早期検出および大血管症の予防を図ることが重要である．

糖尿病×高血圧は何が問題となるか？

ともに心血管高リスクである両者の合併は，脳卒中，冠動脈疾患，腎不全のリスクをさらに増加させる．2型糖尿病患者を対象として収縮期血圧120 mmHg未満を目指した厳格降圧群と140 mmHg未満を目指した標準治療群を比較したACCORD-BP試験では，両群間で一次エンド

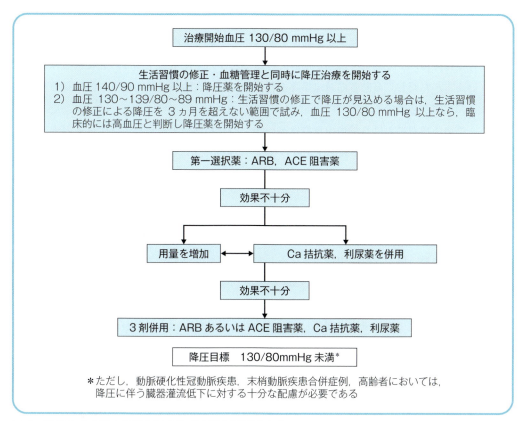

図1 糖尿病を合併する高血圧の治療計画（JSH2014）
（日本高血圧学会高血圧治療ガイドライン作成委員会．高血圧治療ガイドライン2014年版（JSH2014），日本高血圧学会，東京，p.78，2014[4]より許諾を得て転載）

ポイントに有意差を認めなかったが，脳卒中の発症率は厳格治療群で有意に低下した[5]．脳卒中の発症率が依然として高い日本の疾病構造を踏まえ，JSH2014では，降圧目標を130/80mmHg未満と設定している．脳卒中や認知症が要介護の主たる要因となっている現状を踏まえると，糖尿病合併高血圧では，家庭血圧，24時間血圧など診察室外血圧も含めた厳格な血圧管理が必要である．

糖尿病×高血圧はこう治療する

 食事療法はどうする？

　糖尿病合併高血圧では，薬物療法の有無によらず，生活習慣修正の指導が不可欠である．JSH2014では高血圧患者に対する生活習慣修正項目として，①減塩6g/day未満，②野菜・果物の積極的摂取，コレステロールや飽和脂肪酸の摂取制限，魚（魚油）の積極的摂取，③肥満の是正，④定期的運動，⑤飲酒制限，⑥禁煙の6項目をあげている[4]．糖尿病合併者においては，糖分の多い果物の過剰摂取は勧められず，K制限が必要な腎障害合併者でも野菜・果物の積極的摂取は勧められないが，それ以外は共通の指導項目といえる．肥満合併者では，エネルギー制限や運動による体重減量が最も重要であり，血糖，血圧管理の双方に効果が期待できる．一方，依然として食塩摂取量の多い日本人では減塩の遵守も大きな課題である．日本人は食塩感受性が高い民族であるが，糖尿病，メタボリックシンドローム，高齢者，腎機能障害の存在はさらに食塩感受性を亢進させる病態であること，第一選択薬として用いられるARBやACE阻害薬は減塩により効果の増強が期待できることから，減塩はすべての患者に指導すべき項目といえる．ただし，高齢者に減塩指導を行う際には，食事摂取量の低下や低栄養をきたさないように配慮が必要である．

　高血圧患者における減塩の意識は高いが，われわれが実施したアンケート調査において減塩を意識していると答えた高血圧患者の24時間家庭蓄尿による食塩排泄量の実測値は意識していないと答えた者と1g/day程度しか差異を認めなかった[6]．このことは，減塩の実践の有無が主観的意識や問診による調査では評価できないことを意味しており，実際の摂取量を評価することが減塩指導に不可欠といえる．日常診療における食塩摂取量の評価は，食物摂取頻度調査など食事内容からの評価と随時尿を用いた推定食塩排泄量の評価を併用して行うことが望ましい．われわれは，簡単な質問項目からなる「あなたの塩分チェックシート」（図2）を開発し，その有用性を報告しているが[7]，塩分チェックシートの得点と随時尿から推定した1日尿中食塩排泄量の両指標を用いることにより，「食塩摂取量の推定値」を提示し「どの食品群の摂取あるいは食行動が食塩の過剰摂取に関連しているか」を具体的に示すことが可能となり，対象者ごとに実践可能な減塩手法を提案できる．日本高血圧学会減塩委員会では，審査基準を満たし，官能試験においても通常食品と同等に美味しいと評価された調味料や加工食品などの減塩食品をホームページで紹介している．これらの利用も無理なく減塩を実行する手法として有用である．

 運動療法はどうする？

　運動もNa利尿効果，交感神経活性抑制などを介して降圧をもたらす．高血圧に適した運動

あなたの塩分チェックシート　　　　　　　　　　　　　　No. _____

_____年____月____日　年齢____歳　性別：男　女

当てはまるものに○をつけ，最後に合計点を計算してください。

		3点	2点	1点	0点
これらの食品を食べる頻度	みそ汁，スープなど	1日2杯以上	1日1杯くらい	2～3回/週	あまり食べない
	つけ物，梅干しなど	1日2回以上	1日1回くらい	2～3回/週	あまり食べない
	ちくわ，かまぼこなどの練り製品		よく食べる	2～3回/週	あまり食べない
	あじの開き，みりん干し，塩鮭など		よく食べる	2～3回/週	あまり食べない
	ハムやソーセージ		よく食べる	2～3回/週	あまり食べない
	うどん，ラーメンなどの麺類	ほぼ毎日	2～3回/週	1回/週以下	食べない
	せんべい，おかき，ポテトチップスなど		よく食べる	2～3回/週	あまり食べない
しょうゆやソースなどをかける頻度は？		よくかける（ほぼ毎食）	毎日1回はかける	時々かける	ほとんどかけない
うどん，ラーメンなどの汁を飲みますか？		全て飲む	半分くらい飲む	少し飲む	ほとんど飲まない
昼食で外食やコンビニ弁当などを利用しますか？		ほぼ毎日	3回/週くらい	1回/週くらい	利用しない
夕食で外食やお総菜などを利用しますか？		ほぼ毎日	3回/週くらい	1回/週くらい	利用しない
家庭の味付けは外食と比べていかがですか？		濃い	同じ		薄い
食事の量は多いと思いますか？		人より多め		普通	人より少なめ
○をつけた個数		3点×　個	2点×　個	1点×　個	0点×　個
小計		点	点	点	点
合計点					点

チェック✓	合計点	評　価
	0～8	食塩はあまりとっていないと考えられます．引き続き減塩をしましょう．
	9～13	食塩摂取量は平均的と考えられます．減塩に向けてもう少し頑張りましょう．
	14～19	食塩摂取量は多めと考えられます．食生活のなかで減塩の工夫が必要です．
	20以上	食塩摂取量はかなり多いと考えられます．基本的な食生活の見直しが必要です．

医療スタッフからのコメント：

図2　塩分チェックシート

（土橋卓也ほか．血圧 2013; 20: 1239-1243 [7] より引用）

は歩行（速歩），ジョギングなどの有酸素運動である．除脂肪体重の増加や骨粗鬆症予防効果がある軽度のレジスタンス運動も有用である．特に，ロコモティブシンドロームやフレイルなどで表現される高齢者の身体活動の低下が予後不良の要因となることから，有酸素運動とレジスタンス運動を組み合わせたプログラムの提案が望ましい．運動強度に関しては，中等度の強さ

の運動が血圧低下のみならず，体重，体脂肪，腹囲の減少やインスリン抵抗性改善，HDL コレステロール増加に有効であることが証明されており，糖尿病合併者の指導に適している．具体的には「ややきつい」と感じる強度で毎日 30 分以上，1 週間に 180 分以上を目標とする．1 回の運動時間が長いほうがエネルギー消費の観点からは効率がよいが，少なくとも 1 回 10 分以上の運動を 1 日分の合計として 30 分以上あればよい．洗濯，炊事，床掃除，庭仕事など運動以外のいわゆる生活活動も有効である．

薬物療法はどうする？

a）糖尿病治療薬の選択

基本的に高血圧合併者における糖尿病治療薬の使用法はガイドラインに準拠して行う．厳格な血糖コントロールが望ましいが，一方で低血糖による交感神経刺激は高血圧に伴う臓器障害や心血管病発症の増悪要因となる可能性があり，注意を要する．2015 年に発表された EMPA-REG 試験では，2 型糖尿病において SGLT2 阻害薬であるエンパグリフロジンの投与がプラセボ群に比し，心血管死，非致死性心筋梗塞，非致死性脳卒中で定義された一次エンドポイントを有意に抑制したことが話題となった[8]．この試験では，体重の減少とともに血圧の低下（収縮期血圧で約 4 mmHg）を認めている．同様にカナグリフロジンを用いた CANVAS 試験においても血圧の低下を伴った一次エンドポイントの有意な抑制を認めている[9]．これらの結果は，SGLT2 阻害薬を用いた糖尿病の治療が一部降圧を介して心血管病の発症を抑制した可能性を示唆しており，高血圧を合併した糖尿病に対する治療戦略に有効な手段となる可能性がある．

b）降圧薬の選択

①第一選択薬

糖尿病合併高血圧患者における降圧薬選択に関しては，糖・脂質代謝への影響と糖尿病性腎症に対する効果のエビデンスより，ARB または ACE 阻害薬を第一選択薬とすることが推奨されている（図 1）[4]．しかし，妊娠可能女性，高 K 血症や両側性腎動脈狭窄など両薬剤が使用できない例や高血圧緊急症を含む重症高血圧で迅速かつ確実な降圧が必要な場合は Ca 拮抗薬からの開始も考慮しうる．われわれが，地域の保険薬局の協力のもと，降圧薬服用者 10,585 人について調査した成績では，糖尿病合併高血圧の第一選択薬として ARB または ACE 阻害薬が使用されていたのは，53.1％であり，43.0％の患者では Ca 拮抗薬が使用されていた[10]．高齢者が多い実地診療においては，確実かつ安全性の高い Ca 拮抗薬が優先されている可能性がある．

②併用療法

ARB や ACE 阻害薬の投与で効果不十分な場合は Ca 拮抗薬あるいは少量のサイアザイド系利尿薬を併用する（図 1）．併用薬としての Ca 拮抗薬と利尿薬の有用性の比較については十分なエビデンスが得られていない．日本では，ARB と Ca 拮抗薬の併用が圧倒的に多いのが現状であるが，前述のように食塩摂取量が多く，かつ食塩感受性の高い糖尿病患者においては利尿薬の有用性が高いこと，ARB の効果増強も期待できることより積極的な利尿薬の併用が勧められる．

糖尿病合併高血圧では，脂質異常症，高尿酸血症など他の代謝異常や脳・心・腎疾患の合併

などが多く，それぞれへの対応のため投薬数が多くなるのが必然である．特に高齢者においては，服薬アドヒアランスの維持，ポリファーマシー対策から配合剤の有効利用が望まれる．メタボリックシンドローム合併など食塩感受性の高い病態では，ARB/利尿薬合剤を基本とし，追加するCa拮抗薬の種類，用量，投与方法を工夫しながら降圧目標達成を目指すのが望ましい．一方，高齢者や夏場の血圧低下など降圧薬の調整が必要な患者では，ARB/Ca拮抗薬を基本とし，少量の利尿薬を調整薬とすることで安全な降圧療法を実践することが可能と考えられる．

③降圧目標

診察室血圧130/80mmHg未満という厳格な降圧を目指すためには，多剤併用が不可欠であるが，高齢者や変動の大きい患者では，血圧低下に伴うめまい，ふらつきなどの症状や虚血性心電図変化，腎機能低下など検査値異常の出現も増加することが懸念される．診察室外血圧の評価も含めたきめ細かい血圧評価と自覚的・他覚的副作用の出現に十分注意した診療を心がけることが重要である．

Case Study

48歳，男性．
【既往歴】特記事項なし
【家族歴】母に高血圧，父に糖尿病
【生活歴】職業：会社員（単身赴任），食事：外食中心，飲酒：毎日缶ビール350mL＋焼酎1合，喫煙：なし
【経過】
　30歳代後半より，健診で150/90mmHg程度の高血圧を指摘されていたが，放置．40歳代に入り，耐糖能異常も指摘されるようになった．今回の健診で血圧156/94mmHg，HbA1c 6.9%を指摘され，産業医の勧めにより精査治療目的に来院．身長172cm，体重83kg，BMI 28.1，血圧154/98mmHg，左右差なし，家庭血圧測定なし，血液検査：中性脂肪280mg/dL，尿酸7.8mg/dL，HbA1c 6.8%，他に異常なし，尿タンパク（－），尿中アルブミン80mg/gCr，尿中食塩排泄量推定値：13.5g/day，心電図：左室肥大（＋）

❶まずはじめに考えること

未治療の高血圧，糖尿病であり，すでに臓器障害の所見も認められる．まずは，高血圧，糖尿病の病態について説明し治療に対する同意を得ることが必要である．家庭血圧測定，生活習慣修正の指導と併行して降圧薬を開始する．

❷治療の実際

生活習慣修正のなかでもエネルギー制限による体重減量が最重要課題である．減量により血圧，血糖のみならず血液検査値の改善も期待できる．減塩指導も重要であり，食事摂取量の制限により食塩摂取量の減少も期待できる．外食中心の食生活なので，弁当や総菜を含めた外食，中食での減塩のポイントを説明し，減塩食品の有効利用も勧める．

各論：実践！　疾患別の対応法

　　降圧薬は ARB または ACE 阻害薬から開始，効果不十分であれば尿酸値上昇に注意しながら少量の利尿薬を併用する．合剤の利用も服薬アドヒアランス改善の観点から有用である．さらに降圧の強化が必要な場合，Ca 拮抗薬を加えた 3 剤併用療法を行う．生活習慣修正のみで血糖コントロール不十分な場合は，SGLT2 阻害薬の使用も考慮しうる．

本症例から学ぶべきポイント

☑ 未治療高血圧，糖尿病者への早期介入は心血管病予防の観点から極めて重要である．

☑ 生活習慣修正は，ライフスタイルに合わせて実践かつ継続可能な手法を提案する．

☑ 通院，服薬アドヒアランスが維持できるよう工夫する．

文献

1) Iimura O. Insulin resistance and hypertension in Japanese. Hypertens Res 1996; **19** (Suppl 1): S1-S8

2) Ninomiya T et al. Midlife and late-life blood pressure and dementia in Japanese elderly: The Hisayama study. Hypertension 2011; **58**: 22-28

3) Ohara T et al. Glucose tolerance status and risk of dementia in the community. The Hisayama study. Neurology 2011; **77**: 1126-1134

4) 日本高血圧学会高血圧治療ガイドライン作成委員会．高血圧治療ガイドライン 2014 年版（JSH2014），日本高血圧学会，東京，2014

5) Cushman WC et al. Effects of intensive blood-pressure control in type-2 diabetes mellitus. N Engl J Med 2010; **362**: 1575-1585

6) Ohta Y et al. Relationship between the awareness of salt restriction and the actual salt intake in hypertensive patients. Hypertens Res 2004; **27**: 243-246

7) 土橋卓也ほか．高血圧患者における簡易食事調査票『塩分チェックシート』の妥当性についての検討．血圧 2013; **20**: 1239-1243

8) Zinman B et al. Empagliflozin, cardiovascular outcomes, and mortality in type 2 diabetes. N Engl J Med 2015; **373**: 2117-2128

9) Neal B et al. Canagliflozin and cardiovascular and renal events in type 2 diabetes. N Engl J Med 2017; **377**: 2099

10) Ibaraki A et al. Current prescription status of antihypertensive drugs with special reference to the use of diuretics in Japan. Hypertens Res 2017; **40**: 203-206

11 脂質異常症

糖尿病×脂質異常症で注意すべきポイント

- 大血管症，細小血管症の進展抑制のため HbA1c 7%未満を目指す．
- 血糖コントロール改善により脂質異常症の改善も期待できる．
- 細小血管症だけでなく大血管症も含めた定期的な合併症評価を行う．

- 標準体重に適したエネルギー量の設定と三大栄養素の適切なバランス配分を行う．
- n-3 系多価不飽和脂肪酸の摂取を増やす．
- 食物繊維を積極的に摂取する（1 日 25 g 以上を目標：水溶性をとる）．

- 中等度の運動強度（4 Mets）を 1 日 30 分以上，週 180 分以上行う．
- レジスタンス運動も有効であり，可能であれば有酸素運動に併用する．
- 心疾患のリスクが高い症例では運動療法導入前にメディカルチェックを行う．

- 高 LDL コレステロール血症はスタチン，高 TG 血症に対してはフィブラート系を考慮する．
- ニコチン酸誘導体はインスリン抵抗性を悪化させることがあるので注意する．
- 家族性高コレステロール血症（FH）には PCSK9 阻害薬の使用も必要に応じ考慮する．

糖尿病医が知っておきたい 脂質異常症の基本

◇ 病態

2 型糖尿病には，高 LDL コレステロール血症，高トリグリセライド（TG）血症，低 HDL コレステロール血症のいずれのタイプの脂質異常症も合併しうる．WHO 分類における脂質異常表現型としては，Ⅱa，Ⅱb，Ⅲ，Ⅳ型を呈することとなる．病態の背景として内臓脂肪蓄積によるインスリン抵抗性，高インスリン血症の存在が重要である．インスリン抵抗性は，肝臓におけるLDL 受容体活性を低下させることにより，LDL コレステロールを上昇させる．さらにインスリン抵抗性は small dense LDL（sd LDL）の増加や，食後高脂血症に関連する TG-rich リポタンパク（TRLP）増加に伴うレムナント様リポタンパクコレステロール（RLP-C）の増加を惹起する．食後高脂血症（高レムナント血症）は動脈壁への直接作用による動脈硬化を惹起する要因である．以上の高 LDL コレステロール血症およびレムナント増加には，コレステロール吸収に関与する NPC1L1 タンパクの発現が増加することも関与する．また，リポタンパクリパーゼ（LPL）活性

各論：実践！　疾患別の対応法

低下および HDL 産生にかかわる分子（ABCA1）の発現低下により HDL 粒子の産生が低下し，低 HDL コレステロール血症を呈しやすい．このような脂質異常症に加え，インスリン作用が極度に低下するときには，高度に TG 値が上昇する糖尿病脂血症（diabetic lipemia），すなわち V型高脂血症を呈することがある．

◆ 治療のエッセンス

脂質異常症に糖尿病が併存すると，心血管イベント発症リスクは増加するため，良好な血糖コントロールの維持が重要となる．また，脂質異常症は特異的な身体所見を除いては，自覚症状はないため，早期発見・早期治療のために常に疑う必要がある．

脂質異常症，糖尿病ともに生活習慣是正（食事・運動療法）が治療の基本となる．特に食事療法に関しては，本人の知識習得だけでなく，食事を作る人を含め家族への指導も重要となる．

糖尿病✕脂質異常症 は何が問題となるか？

脂質異常症を有する糖尿病症例における最大の問題点は，脂質異常症が喫煙，高血圧などと同様に心血管イベントリスクの更なる増加に大きくかかわることであり，また糖尿病細小血管症の進展リスクにも関連することである．

高 LDL コレステロール血症は人種に関係なく糖尿病合併症例において大血管症の強いリスクファクターであり，冠動脈疾患発症を有意に増加させる．LDL コレステロールが 39 mg/dL 増加するごとに心血管疾患発症が 1.3 倍増加することも報告されている[1]．動脈硬化進展には，高レムナント血症・高 TG 血症・低 HDL コレステロール血症も関与する．さらに，高レムナント血症・高 TG 血症は糖尿病網膜症や腎症の進展リスクを約 2 倍増加すると報告されており，糖代謝とは独立した細小血管症のリスクファクターとして捉えられている[2]．低 HDL コレステロール血症は腎症進展におけるリスクファクターとされており，TG/HDL コレステロール比高値（4以上）は 2 型糖尿病において細小血管症のリスクファクターと報告されている[3]．それゆえ，LDL コレステロール値のみならず脂質異常症の包括的な管理が必要である．

糖尿病✕脂質異常症 はこう治療する

動脈硬化性疾患の予防・進展抑制を行うことが最も重要である．糖尿病を有する脂質異常症における脂質管理目標値は表 1 のように設定されており，LDL コレステロール・TG・HDL コレステロールいずれも目標値達成を目指し治療を行う．食事・運動療法による生活習慣是正が治療の根幹となるが，高度の脂質異常症の場合は生活習慣の是正とともに薬物療法開始を考慮してよい．

🍚 食事療法はどうする？

標準体重を目標とした身体活動量を考慮した適切なエネルギー量を設定する．炭水化物は 50～60%，脂質は 20～25% とする．低炭水化物により TG・HDL コレステロール値の改善が期待されているが，脂質摂取量の増加により LDL コレステロールは高値となりうるため，脂質異常症

100

表1 リスク区分別脂質管理目標値

治療方針の原則	管理区分	脂質管理目標 (mg/dL)			
		LDL コレステロール	non HDL コレステロール	TG	HDL コレステロール
一次予防 まず生活習慣の改善を行ったあと，薬物療法の適用を考慮する	低リスク	< 160	< 190	< 150	≧ 40
	中リスク	< 140	< 170		
	高リスク	< 120	< 150		
二次予防 生活習慣の是正とともに薬物療法を考慮する	冠動脈疾患の既往	< 100 (< 70)※	< 130 (< 100)※		

※：家族性高コレステロール血症，急性冠症候群のときに考慮する．糖尿病でも他の高リスク病態（非心原性脳梗塞，末梢動脈疾患（PAD），慢性腎臓病（CKD），メタボリックシンドローム，主要危険因子の重複，喫煙）を合併するときはこれに準ずる．

- 一次予防における管理目標達成の手段は非薬物療法が基本であるが，低リスクにおいてもLDL-Cが180 mg/dL以上の場合は薬物治療を考慮するとともに，家族性高コレステロール血症の可能性を念頭におくこと．
- まずLDL-Cの管理目標値を達成し，その後non-HDL-Cの達成を目指す．
- これらの値はあくまでも到達努力目標値であり，一次予防（低・中リスク）においてはLDL-C低下率20～30％，二次予防においてはLDL-C低下率50％以上も目標値となりうる．
- 高齢者（75歳以上）については「動脈硬化性疾患予防ガイドライン2017年版」の第7章参照．

（日本動脈硬化学会（編）．動脈硬化性疾患予防ガイドライン2017年版，日本動脈硬化学会，p.16，2017[5]）より許諾を得て転載）

併発例においては慎重に考慮する必要がある．飽和脂肪酸は，その過剰摂取がインスリン抵抗性の悪化やLDLコレステロール上昇を引き起こすので摂取制限をするが，n-3系多価不飽和脂肪酸はLDLコレステロール低下作用があるためその摂取が推奨される．もっとも，日本においては飽和脂肪酸の摂取不足と脳出血の関連性[4]も示唆されているため，飽和脂肪酸は4.5以上7.0未満を目標に調節する[5]．また，水溶性食物繊維の摂取（1日25 g以上を目標）や大豆などに含まれるイソフラボンや植物ステロールもLDLコレステロール低下に作用するため推奨される．

運動療法はどうする？

有酸素運動とレジスタンス運動があり，以前から脂質代謝改善には有酸素運動が有効といわれていた．運動強度は中等度が推奨されるが，糖尿病患者において平均最大強度は健常人と比較して低いため4Mets程度が中等度となり，1日30分以上，週180分以上，できれば毎日，を目標に継続していく．運動強度を強くすればより血糖値の改善は見込めるため，本人の身体的・精神的負担がかからない状況であれば緩徐に運動強度を上げていく．また，近年ではレジスタンス運動によりインスリン抵抗性が改善しTG値が改善することがわかってきており[5]，基本は有酸素運動を主としたうえで，レジスタンス運動の併用を行うことが最良と考えられる．

薬物療法はどうする？

a) LDLコレステロール低下薬

高LDLコレステロール血症に対しての第一選択薬は，HMG-CoA還元酵素阻害薬であるスタチンである．大規模臨床試験のメタアナリシスにより，スタチンによりLDLコレステロールが38.6 mg/dL減少するごとに糖尿病患者の死亡リスクは9％，冠動脈疾患死亡リスク12％，脳梗塞発症リスクは21％といずれも低下し，非糖尿病患者と同程度のリスク抑制が報告されている[6,7]．一次予防の糖尿病患者においては，LDLコレステロール<120 mg/dL未満を目指すべきである

各論：実践！　疾患別の対応法

表2　脂質異常症治療薬の薬効による分類

分類	LDL コレステロール	TG	HDL コレステロール	non-HDL コレステロール	主な一般名
スタチン	↓↓〜↓↓↓	↓	−〜↑	↓↓〜↓↓↓	プラバスタチン，シンバスタチン，フルバスタチン，アトルバスタチン，ピタバスタチン，ロスバスタチン
小腸コレステロールトランスポーター阻害薬	↓↓	↓	↑	↓↓	エゼチミブ
陰イオン交換樹脂	↓↓	↑	↑	↓↓	コレスチミド，コレスチラミン
プロブコール	↓	−	↓↓	↓	プロブコール
フィブラート系薬	↓	↓↓↓	↑↑	↓	ベザフィブラート，フェノフィブラート，ペマフィブラート，クリノフィブラート，クロフィブラート
n-3系多価不飽和脂肪酸	−	↓	−	−	イコサペント酸エチル，オメガ-3脂肪酸エチル
ニコチン酸誘導体	↓	↓↓	↑	↓	ニセリトロール，ニコモール，ニコチン酸トコフェロール
PCSK9阻害薬	↓↓↓↓	↓〜↓↓	−〜↑	↓↓↓↓	エボロクマブ，アリロクマブ
MTP阻害薬 *	↓↓↓	↓↓↓	↓	↓↓↓	ロミタピド

*：ホモFH患者が適応
↓↓↓↓：−50%以上，↓↓↓：−50〜−30%，↓↓：−20〜−30%，↓：−10〜−20%
↑：10〜20%，↑↑：20〜30%，−：−10〜10%
（日本動脈硬化学会（編）．動脈硬化性疾患予防ガイドライン2017年版，日本動脈硬化学会，p.87，2017 [5] より許諾を得て転載）

が，網膜症，腎症などの細小血管症併発例や喫煙，メタボリックシンドローム，末梢動脈疾患（PAD）などの主要危険因子を有する症例にはより厳格なコントロールが必要と考えられ，ストロングスタチンやエゼチミブ，陰イオン交換樹脂併用による積極的な脂質低下も検討する必要がある．スタチンは小腸からのコレステロール吸収を増加させるのに対し，エゼチミブと陰イオン交換樹脂はこの吸収を抑制する薬剤であり，併用によりLDLコレステロールの有意な低下が期待できる．また，近年では早発性冠動脈疾患の最たるリスクであるFHあるいは2次予防症例に対して，強力なLDLコレステロール低下作用を持つPCSK9阻害薬が使用可能であり，適切な症例を選んでの使用を考慮する．

b) TG低下薬，HDLコレステロール上昇薬

高LDLコレステロール血症以外の脂質異常症に対する介入試験のエビデンスは乏しいが，サブ解析で高TG，低HDLコレステロール血症に対して冠動脈疾患イベントを抑制する可能性が示唆されているフィブラート系薬の使用を第一に考慮する．ただし，腎症合併例では使用できないフィブラート系薬も多いので，EPA製剤などの使用を考慮する（表2）．また，スタチンとフィブラート系薬の併用は横紋筋融解症のリスクを上昇させるといわれており，併用の際には留意する．血糖コントロール改善に伴いTG値の改善が期待できるため，たとえば糖尿病教育入院下では血糖改善に伴うTG値推移を確認してから薬物療法を導入することを考える．

11. 脂質異常症

Ⓐ 注意すべき糖尿病治療薬（脂質異常症薬と糖尿病治療薬の相互作用）

薬剤	理由
ニコチン酸	○インスリン抵抗性を悪化させる可能性があり，インスリン抵抗性の強い症例に対して投与する際は，食事療法を徹底するなどの留意が必要
エゼチミブ	○副作用として腹部膨満感を生じることがあるため，同様の副作用のあるαグルコシダーゼ阻害薬と併用する際には腹部手術の既往や消化器症状の確認が必要

Ⓑ 使用が勧められる（または使用可能な）糖尿病治療薬

薬剤	理由
ビグアナイド系薬 チアゾリジン誘導体	○インスリン抵抗性を改善する
GLP-1 受容体作動薬 SGLT2 阻害薬	○体重減少に関与する

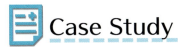
Case Study

36 歳，男性．
【既往歴】特記事項なし
【家族歴】母：糖尿病，父：脂質異常症，虚血性心疾患あり（52 歳時）
【生活歴】嗜好：タバコ 30 本×10 年間．甘味料を好む．アルコール 4〜5 回/月の機会飲酒
【経過】
健康診断受診歴はなし．5 月になり気温上昇とともに清涼飲料水を脱水予防のために飲んでいた．その後，口渇が出現し始め清涼飲料水を毎日 4L 以上摂取するようになった．6 月に入り倦怠感も著明となったため近医を受診．随時血糖 420 mg/dL，尿ケトン体（＋）であり清涼飲料水ケトーシス疑いにて当院を紹介受診．随時血糖 482 mg/dL，HbA1c 8.8％，LDL コレステロール 289 mg/dL，TG 352 mg/dL，HDL コレステロール 37 mg/dL であり，精査加療目的にて入院となった．

❶ まずはじめに考えること
高血糖，脂質異常症に対しての原因検索が必要と判断した．脂質異常症はⅢ型高脂血症，家族性複合型高脂血症や FH を鑑別にあげた．

❷ 治療の実際
病歴，抗 GAD 抗体陰性，抗 IA-2 抗体陰性，内因性インスリン分泌能枯渇なく清涼飲料水ケトーシスによる 2 型糖尿病と判断した．血糖管理は補液・インスリンを使用し安定し，その後経口血糖降下薬を併用した．心電図変化は認めないが，頸動脈超音波，冠動脈 CT による検索にて動脈硬化性病変の存在を認め，また軟線 X 線撮影でアキレス腱幅は 7.8 mm であるものの血糖値改善後も継続する著明な高 LDL コレステロール血症と早発性冠動脈疾患の家族歴から

各論：実践！　疾患別の対応法

FH と診断しスタチン投与を開始した．血糖改善に伴い TG 値は 188 mg/dL に低下したが目標範囲内に達成しないため EPA を併用し 142 mg/dL に低下した．また LDL コレステロール値はアトルバスタチン 20 mg を用いても LDL コレステロール 218 mg/dL と依然高値であり，エゼチミブ併用にて，LDL コレステロール 152 mg/dL まで低下した．現在経過観察中であり，PCSK9 阻害薬の投与も考慮している．

本症例から学ぶべきポイント

- ☑ LDL コレステロール高値（180 mg/dL 以上）は冠動脈疾患のリスクを考慮し FH を除外する必要があり，診断には問診聴取（家族歴）が重要である．また，診断とともに動脈硬化性病変の確認を必ず行う必要がある．
- ☑ 糖尿病症例においては複数の脂質異常を併発しやすく，併用禁忌など薬剤選択に配慮が必要であり，各薬剤の効能を理解することが重要である．
- ☑ FH ヘテロは 200～500 人に 1 人の割合と報告されており頻度は高い．早発性冠動脈疾患を起こすことから，糖尿病の早期発見も含めて若年者における健康診断受診の必要性が改めて認識できた．

文献

1) Wang Y et al. Impact of low-density lipoprotein cholesterol om cardiovascular outcomes in people with type2 diabetes：a meta-analysis of prospective cohort studies. Diabetes Res Clin Pract 2013; **102**: 65-75
2) Hadjadj S et al. Serum triglycerides are a predictive factor for the development and the progression of renal and retinal complications in patients with type 1 diabetes. Diabetes Metab 2004; **30**: 43-51
3) Zoppini G et al. Higher HDL cholesterol levels are associated with a lower incidence of chronic kidney disease in patiens with type 2 diabetes: Nutr Metab Cardiovasc Dis 2009; **19**: 580-586
4) Iso H et al. Fat and protein intakes and risk of intra-parenchymal hemorrhage among middle-aged Japanese. Am J Epidemiol 2003; **157**: 32-39
5) 日本動脈硬化学会．動脈硬化性疾患予防ガイドライン 2017 年版，2017
6) Cauza E et al. The relative benefits of endurance and strength training on the metabolic factors sand muscle function of people with type2 diabetes: a system 2005; **86**: 1527-1533
7) Cholesterol Treatment Trialists(CTT) Collaborators: Efficacy of cholesterol-lowering therapy in 18686 people with diabetes in 14 randomised traials of stains: a meta-analysis. Lancet 2008; **371**: 117-125

12 GERD（胃食道逆流症）

糖尿病×GERD で注意すべきポイント

- 高血糖の存在や自律神経障害は消化管の運動能の低下を起こす可能性が指摘されている．消化管の運動能の低下は食物の胃内停滞時間を延長し胃食道逆流を誘発してGERDを悪化させる可能性がある．
- 自律神経障害の発症を予防するためにも良好な血糖コントロールが必要である．

- 過食に伴う肥満は内臓脂肪量の増加を介して胃内圧の上昇を起こし胃食道逆流を悪化させる可能性がある．適切な摂取カロリーのコントロールが必要となる．

- 運動は肥満を予防しGERDに対して一般的にはよいと考えられる．ただ，重いものを持つような腹圧を高める運動は胃食道逆流を誘発するため避けることが望ましい．

- 糖尿病例に発症するGERDは自覚症状に比して重症例が多く，治療抵抗性のものもあるためプロトンポンプ阻害薬などの適切な投薬が必要である．

糖尿病医が知っておきたい GERD の基本

◆ 病態

　胃食道逆流症（gastroesophageal reflux disease：GERD）は主に酸性の胃内容物が食道内に頻回に逆流し，食道内に長時間停滞するために食道粘膜が刺激されて胸焼けや呑酸症状を起こしたり，食道粘膜が傷害を受けてびらんや潰瘍が形成される疾患である．食道には胃内容物が逆流しないように胃食道移行部に下部食道括約筋と呼ばれる逆流防止機構が存在している．また，逆流が生じた場合にはいち早く逆流物を胃内に排出する食道二次蠕動運動機構が備わっているが，糖尿病例ではこれらの機構が自律神経障害のために障害を受けやすい．このため，糖尿病特に自律神経障害を伴う糖尿病はGERDの発症リスク因子のひとつであると考えられている[1,2]．

　糖尿病例では高血糖と自律神経の障害のために胃の蠕動運動が低下しやすく胃排出能が低下していることが多い[3]．このため食事内容が長時間胃内に停滞し，胃酸分泌を刺激し続けやすく，胃内圧も上昇し胃穹窿部が拡張することによって下部食道括約筋の一過性の弛緩を起こしやすく胃食道酸逆流が発生しやすい．唾液の分泌能や食道運動能も低下していることが多く逆流物を食道内から胃内に押し戻すのに時間もかかる[4〜6]．これらが原因となって糖尿病例では

GERDが発症しやすい．また，糖尿病例では知覚系の神経も障害を受けやすいため食道内に胃液が逆流したことを感知しにくく，また症状が軽度であるにもかかわらず食道粘膜のびらんや潰瘍などの粘膜病変が強い傾向にあることが知られている[6]．

このため，糖尿病患者の診療においてはGERDの発症リスクが高いことを知って診療するとともに，胸焼け症状が軽くても重症の食道粘膜病変が存在することがありうることを知って診療をすることが重要である．

◻ 治療のエッセンス

GERDの治療の目的は胸焼け，呑酸を中心とした自覚症状の出現を予防することによって，これらの症状に起因するHRQOL（health related quality of life）の低下を改善することにある[7]．さらに，食道粘膜病変に起因する出血，穿孔，狭窄，バレット腺がんなどの合併症を予防することも重要となる．糖尿病合併GERD例の治療においても，治療目的は同じである．

治療にはプロトンポンプ阻害薬（proton pump inhibitor：PPI）かKイオン競合型アシッドブロッカー（P-CAB）を用いることが多い．PPIは酸に弱いため日本で使用されているPPIはすべて腸溶コーティングがなされている．糖尿病例では胃排出能が低下している例が多いため，胃内で腸溶コーティングが溶けて薬剤と酸が接触してしまい薬剤が胃内で分解され，十分な薬効が得られなくなる可能性がある．このため胃排出遅延のある例では十分な薬効が得られているかどうか，内視鏡検査などで確認をするほうが望ましいと考えられる．

糖尿病×GERDは何が問題となるか？

糖尿病例はGERDの発症リスクが高く，治療抵抗性となりやすいことが問題である．さらに，糖尿病例では複数の薬物が投与されている例がほとんどであるが，これらの薬物に加えてGERDの治療目的で胃酸分泌抑制薬を投与することが必要となるため，薬物相互作用にも気を付けることが必要である．また，肥満がある場合には糖尿病の診療の観点からもGERDの診療の観点からも，肥満を解消するための指導が必要であると考えられる．

糖尿病×GERDはこう治療する

食事療法はどうする？

GERDに対する食事療法は脂肪分の摂取を控えること，一度に大食をすることを控えること，ジュースなどの酸度の高い食材の摂取を控えること，肥満がある例では肥満を解消するために摂取カロリーを控えることが必要である．

運動療法はどうする？

運動そのものはカロリーを消費して肥満の治療にもつながるため推奨されるべきであるが，腹圧を高めることになる運動は胃食道逆流を誘発しやすいため避けるほうがよいと考えられる．

薬物療法はどうする？

　GERD の薬物療法の基本は胃酸分泌を抑制する薬剤の投与となる．ヒスタミン H_2 受容体拮抗薬は効果が弱く，日中の胃酸分泌抑制作用も弱く，2週間以上の連続使用で耐性現象が起こり薬剤の胃酸分泌抑制力が大きく低下しうるため，現在では GERD 治療に用いられることは少ない[8]．さらに多くのヒスタミン H_2 受容体拮抗薬は腎排出の薬剤であり，腎機能が低下している例では血中濃度が上昇しやすくせん妄症状や認知機能障害を起こしやすいため投与量を少なくすることが必要である．

　一方，PPI や最近使用量が増加しつつある P-CAB は胃酸分泌抑制作用が強く，特に日中の酸分泌抑制力が強く，連続使用しても耐性現象がみられず，主に肝臓で分解される薬剤である[9,10]．このため，最近ではこれらの薬剤を用いて治療が行われることが多い．

 # Case Study

58歳，男性．
【既往歴】慢性胃炎のために52歳のときにヘリコバクター・ピロリの除菌治療を受けた．
【家族歴】特記するべきことなし
【生活歴】喫煙なし，飲酒：毎日700〜1,000 mL 程度のビールを飲む
【経過】
　3年前に管理職となってから，デスクワークが増加し体重が5 kg増加した．また，同じころからアルコール摂取量も増加している．会社の検診で以前より肥満傾向と軽度の貧血，血糖が高めであると指摘されていたが，昨年はBMI 28で，空腹時血糖も150 mg/mLとなって，医療機関を受診するように勧められた．近医で精査を受け糖尿病と診断され，食事指導，生活指導を受けたが，なかなか痩せず，血糖も低下せず，2ヵ月前より SGLT2 阻害薬の投薬を受けている．本年の検診で軽度の貧血を指摘された．特に自覚症状はなかったが，3年ぶりに上部消化管の内視鏡検査を受けたところ下部食道に縦走するびらんを複数認め逆流性食道炎と診断された．糖尿病に対する投薬治療とともに胃酸分泌抑制薬の投薬を受けたところ，投薬前には気づいていなかったが食後の心窩部の焼けるような感じが消失した．2ヵ月後に内視鏡検査の再検を受けたところ食道のびらんは治癒していた．

❶ まずはじめに考えること

　糖尿病例は胃がんの発症リスクが高い．ヘリコバクター・ピロリ除菌治療後の患者も除菌後の胃がんの発症リスクは非感染者よりは高い．このため，ヘリコバクター・ピロリの除菌治療後の患者では，胃がんの検診目的で毎年内視鏡検査を受検するように勧めることが望ましい．貧血の存在は消化管出血の可能性を示唆し，小球性の貧血であればさらに消化管出血のリスクが高くなる．糖尿病，肥満は逆流性食道炎の発症リスクであり，ヘリコバクター・ピロリの除菌治療もリスクとなりうる[11]．糖尿病例では逆流性食道炎が存在しても症状が軽いことがある．

❷治療の実際

本例ではエソメプラゾール 20 mg/day の投薬が行われた．本治療を行うと 8 週間の投薬で 90％の例で食道びらんは治癒し，80％の例の自覚症状は消失する．治癒後は再発リスクと再発した場合の合併症の発症リスクを考慮して維持療法，または間欠的な投薬による治療を行うことが多い．

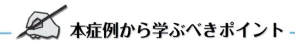

本症例から学ぶべきポイント

- ☑ 糖尿病，肥満，除菌治療後などの複数のリスク因子を有する例では GERD の発症リスクが高い．
- ☑ 自覚症状がないように思われても，治療後に振り返ってみると自覚症状があったという例は少なくない．
- ☑ 男性で小球性貧血があれば消化管からの慢性の出血が原因となっていることが多く，消化管の精査を行うことが望ましい．
- ☑ 逆流性食道炎も消化管への慢性出血を起こし貧血の原因となりうる．

文献

1) Nishida T et al. Gastroesophageal reflux disease related to diabetes: Analysis of 241 cases with type 2 diabetes mellitus. J Gastroenterol Hepatol 2004; **19**: 258-265
2) Lluch I et al. Gastroesophageal reflux in diabetes mellitus. Am J Gastroenterol 1999; **94**: 919-924
3) Feldman M et al. Gastric emptying of solid radiopaque markers: studies in healthy subjects and diabetic patients. Gastroenterology 1984; **87**: 895-902
4) Dodds MW et al. Salivary alterations in type 2 (non-insulin-dependent) diabetes mellitus and hypertension. Community Dent Oral Epidemiol 2000; **28**: 373-381
5) Kinekawa F et al. Esophageal function worsens with long duration of diabetes. J Gastroenterol 2008; **43**: 338-344
6) Frøkjaer JB et al. Esophageal distension parameters as potential biomarkers of impaired gastrointestinal function in diabetes patients. Neurogastroenterol Motil 2012; **24**: 1016-e544
7) Iwakiri K et al. Evidence-based clinical practice guidelines for gastroesophageal reflux disease 2015. J Gastroenterol 2016; **51**: 751-767
8) Fujisawa T et al. Helicobacter pylori infection prevents the occurrence of the tolerance phenomenon of histamine H2 receptor antagonists. Aliment Pharmacol Ther 2004; **20**: 559-565
9) Ashida K et al. Randomised clinical trial: vonoprazan, a novel potassium-competitive acid blocker, vs. lansoprazole for the healing of erosive oesophagitis. Aliment Pharmacol Ther 2016; **43**: 240-251
10) Kinoshita Y et al. Efficacy of twice-daily rabeprazole for reflux esophagitis patients refractory to standard once-daily administration of PPI: the Japan-based TWICE study. Am J Gastroenterol 2012; **107**: 522-530
11) Hamada H et al. High incidence of reflux oesophagitis after eradication therapy for Helicobacter pylori: impacts of hiatal hernia and corpus gastritis. Aliment Pharmacol Ther 2000; **14**: 729-735

13 NAFLD/NASH

糖尿病×NAFLD/NASH で注意すべきポイント

- NAFLD/NASH の発症，増悪に 2 型糖尿病は強く関連する．
- 高血糖は NASH 線維化進展寄与因子であり，予後危険因子でもある．

- NAFLD/NASH では 7%以上の体重減少により肝機能，病理組織学的な有意な改善が得られる．
- エネルギー摂取量の適正化を目的とした食事療法を行う（標準体重×25～30 kcal/day）．
- 総カロリー，糖質（炭水化物），果糖，飽和脂肪酸（SFA），n-6 脂肪酸の摂取過多は肝脂肪の増悪因子である．
- 魚類，n-3 脂肪酸，食物繊維の摂取不足は肝脂肪の増悪因子である．
- 急激な体重減少により，NASH の増悪をきたすので体重減少は 1 ヵ月に 1～1.5 kg を目標にする．

- 筋肉の減少，基礎代謝量の減少を予防するため食事療法と運動療法を併用する．
- 運動は体重減少とは独立して肝脂肪を減らす．
- 運動療法には有酸素運動，レジスタンス運動，ストレッチ運動の 3 種類をバランスよく組み合わせる．

- NAFLD/NASH に合併する糖尿病，脂質異常症，高血圧などの背景因子に応じて適切な治療薬を検討する．
- 糖尿病合併の NASH 症例にはピオグリタゾンが推奨されているが，浮腫，体重増加，膀胱がんの発症などに注意を要する．
- リラグルチドの NAFLD 病態改善効果と安全性が海外の第Ⅱ相試験で報告された．

糖尿病医が知っておきたい NAFLD/NASH の基本

◆ 病態

　脂肪肝の原因は大きくアルコール性と非アルコール性に分類される．非アルコール性脂肪性肝疾患（nonalcoholic fatty liver disease：NAFLD）は大部分が可逆性の良性疾患（非アルコール性脂肪肝：nonalcoholic fatty liver：NAFL）であるが，10～20%の頻度で進行性の病態である非

各論：実践！ 疾患別の対応法

アルコール性脂肪肝炎（nonalcoholic steatohepatitis：NASH）が存在し，肝硬変へ進展する可能性がある．日本でも食生活の欧米化と運動不足により NAFLD/NASH の罹患率は増加の一途をたどり，現在では NAFLD は 1,000 万人以上，NASH は 200 万人以上存在することが推定されている[1]．NAFLD および NASH は自覚症状に乏しいことが多く，健康診断や人間ドックで肝機能異常として偶発的に指摘されることが多い．しかしながら現在 NASH の確定診断には肝生検が必要であるため，病態が進行し肝硬変や肝臓がんになってから医療機関を受診することもある．NAFLD/NASH はメタボリックシンドロームの肝臓での表現型とされ，発症，増悪因子にインスリン抵抗性や 2 型糖尿病は深く関与している[2]．日本人の NAFLD 有病率は空腹時血糖正常群で27％，空腹時血糖異常群で 43％，新規糖尿病診断群で 62％であったことが報告されている[3]．

◆ 治療のエッセンス

　日本では肥満人口の増加が認められ NAFLD/NASH の罹患患者数はさらに増加することが予想されている．海外では NAFLD/NASH の診断，治療のコンセンサスを作成する努力は先進国を中心に積極的に進められていた．日本でも 2014 年に日本消化器病学会（協力学会：日本肝臓学会）による「NAFLD/NASH 診療ガイドライン 2014」が発行された[1]．このガイドラインでは NAFLD/NASH の病態，診断，治療，予後・合併症の現時点における標準的内容についてGRADE システム（エビデンスの質と推奨の強さを系統的にグレーディングする方法）を用いて解説され，生活習慣改善指導や薬物療法に関しての指針が示され実臨床での活用が容易となった．NAFLD/NASH の治療として食事，運動療法を基本として体重減少を第一とし，薬物療法を行う際には，背景にある基礎疾患に準じた治療を行うことが推奨されている（現時点でNAFLD/NASH に保険適用を有する薬剤はない）（表 1）．

糖尿病×NAFLD/NASH は何が問題となるか？

　1991 年から 2000 年における糖尿病の死因のアンケート調査では悪性腫瘍が 34.1％と第 1 位であり，そのなかでも肝臓がんが 8.6％と最も高頻度であった．また，肝硬変症による死亡が 4.7％に達しており[4]，これら肝臓関連死は糖尿病を背景とした NASH が大きな役割を担っていると考えられている．現在では NASH は世界中で最多の肝疾患として認知され，末期肝不全肝移植待機リストでも上位 3 位以内に入る疾患である．また新規肝細胞がん発症患者の原因肝疾患でも非 B 非 C 型由来の肝細胞がんが増加傾向にあり[5]，近年 NAFLD/NASH の臨床的な重要性は著しく大きくなっている．

　NASH 患者で肥満（BMI＞30），年齢（≧45 歳），糖尿病，AST/ALT 比＞1 は肝臓の高度線維化を示唆する指針であり，多数の横断研究において糖尿病が NASH の線維化進行・肝細胞がんに関与することが報告されている．米国の NAFLD 患者 420 例，平均観察期間 6.8 年のコホート研究においては死亡に関与する因子として糖尿病/耐糖能障害が同定されている[6]．また，糖尿病は肝細胞がん発がんのリスク因子（ハザード比 2.16 倍）でもある[7]．NAFLD 自体が 2 型糖尿病の発症リスクにもなり，日本人において NAFLD が持続した症例では 2 型糖尿病発病が16.1％であったのに対し，観察期間中に NAFLD が消失した症例では糖尿病発症が 3.1％にとど

110

表1 NAFLD治療の際に考慮する薬剤

NAFLDに合併する生活習慣病	薬剤	NAFLDに対しての予測効果
糖尿病	ピオグリタゾン	ガイドラインで推奨
	メトホルミン	効果の証明は不十分
	DPP-4阻害薬	有効性が期待されるがデータ不十分
	GLP-1受容体作動薬	有効性が期待されるがデータ不十分
	SGLT2阻害薬	有効性が期待されるがデータ不十分
脂質異常症	HMG-CoA還元酵素阻害薬	ガイドラインで推奨
	エゼチミブ	ガイドラインで推奨
高血圧症	アンジオテンシンⅡ受容体拮抗薬	ガイドラインで推奨
その他	ビタミンE	ガイドラインで推奨

まったことが報告されている[8].

糖尿病×NAFLD/NASHはこう治療する

食事療法はどうする？

　適切な栄養療法，および後述する運動療法とも合わせ7％以上の体重減少により，肝酵素のみならず病理組織学的にも有意な改善が得られることが報告されており，栄養療法はNAFLD/NASH治療の中心的な役割を担っている．過剰なエネルギー摂取や食事内容の偏りを是正するために，エネルギー摂取量の適正化（標準体重×25〜30 kcal/day：女性は1,200〜1,500 kcal/day，男性は1,500〜1,800 kcal/dayが目安）を目的とした食事指導を行い，エネルギー収支は500〜750 kcal/dayマイナスとなることが推奨されている．その他，果糖，飽和脂肪酸（SFA），n-6脂肪酸の過剰摂取や魚類，n-3脂肪酸，食物繊維の摂取不足は脂肪肝を増悪させる．摂取エネルギーや栄養素の偏りは症例毎に異なるため，管理栄養士とチームを組み，食事内容を調査し症例に応じて継続した指導を行うことが重要である．また急激な体重減少により，末梢から脂肪が肝臓に流入し，肝臓の急激な脂肪化，NASHの増悪をきたし肝不全を引き起こすリスクを高めるという報告もあるため，体重減少は1ヵ月に1〜1.5 kgを限度とし医師の管理下で慎重に行う必要がある．

運動療法はどうする？

　食事療法のみの生活指導では，筋肉の減少をきたし基礎代謝量を減少させてしまう可能性があるため運動療法との併用が重要である．適切な運動は中性脂肪のターンオーバーを調節する役割を持ち，間接的にも体重減少とは独立に肝脂肪を軽減させる．運動療法としては有酸素運動，レジスタンス運動，ストレッチ運動の3種類がありバランスよく組み合わせることが理想的である．なかでもウォーキング，ジョギング，サイクリング，スイミングの様な全身大筋を使用する動的・有酸素運動が，筋細胞の脂肪酸と中性脂肪蓄積を減少させ，インスリン感受性改善効果が期待でき好ましいと考えられている．運動強度として最大酸素消費量の40〜70％を目標とし，最大心拍数を"220−年齢"として"目標心拍数=（最大心拍数−安静時心拍数）×0.65＋安静時心

拍数"とし目標心拍数を維持することが望ましい．または簡易的に，主観的運動強度（ボルグスケール）を用いて「楽〜ややきつい」範囲（運動強度約50％の強さ）での運動を指導する．多くのNAFLD患者では自分自身を病気と認識していないことが多く，習慣的な運動への意欲は決して高くない．そのため日常生活の活動を増加させること，複数回の短時間の運動セッション，趣味（ダンスなど）の活動を提案することにより途中でやめたりしないようにプログラムを提案する．

薬物療法はどうする？

　糖尿病合併例にはピオグリタゾンが肝組織の改善を認めることが報告され，「NAFLD/NASH診療ガイドライン2014ガイドライン」で推奨（エビデンスレベルA）されている[1]が，長期投与の安全性として浮腫，体重増加，膀胱がんの発症などに注意を要する．メトホルミンは肝機能，肝組織の改善効果は一定しておらず[9]，同ガイドラインにおいては推奨されていない（エビデンスレベルB）[1]．新規糖尿病治療薬であるDPP-4阻害薬，GLP-1受容体作動薬，SGLT2阻害薬は動物実験で脂肪肝の改善効果が報告されているが，ヒトを対象とした治療効果に対してはデータは不十分である．GLP-1受容体作動薬のリラグルチドは英国での第Ⅱ相多施設共同二重盲プラセボ対象試験の結果39％の群で48週後に肝組織の改善を認め（プラセボ対照群は9％），線維化の進展例は9％とプラセボ対照群36％に比べ低率であり，NASHに有効である可能性が報告された[10]．しかし，リラグルチドが日本で使用されるよりも多量の1.8 mg/dayの皮下注で使用されており，その結果が日本で使用される通常量でも得られるのか今後の更なる検討が望まれる．また，SGLT2阻害薬のイプラグリフロジンがピオグリタゾンと同等に2型糖尿病合併NAFLD患者の脂肪肝を改善したことが報告され今後の研究報告が期待されている[11]．

　その他，メタボリックシンドロームの背景因子ではなく，発症・進展機序の見地から抗酸化作用を有するビタミンEは肝機能および組織像を改善させることが報告されており，糖尿病を合併しないNASH患者への第一選択薬とされている[12]．また一般的にNASHが肝硬変に進展すると経口糖尿病治療薬は使用困難となり，薬物療法はインスリン治療が原則となる．

Ⓐ 注意すべき糖尿病治療薬（重篤な肝障害がある際には使用注意）

種類	経口血糖降下薬	成分	禁忌事項	備考
SU薬	オイグルコンダオニール	グリベンクラミド	重篤な肝機能障害	低血糖のおそれあり
	グリミクロン	グリクラジド	重篤な肝機能障害	
	アマリール	グリメピリド	重篤な肝機能障害	
ビグアナイド薬	グリコラン	メトホルミン	肝機能障害	肝臓における乳酸の代謝能が低下する（乳酸アシドーシスのおそれ）
	メトグルコ	メトホルミン	重度な肝障害	
チアゾリジン薬	アクトス	ピオグリタゾン	重篤な肝機能障害	ピオグリタゾンの蓄積が生じるおそれ
合剤	メタクト	ピオグリタゾン・メトホルミン	重篤な肝機能障害	乳酸アシドーシス，ピオグリタゾンの蓄積
	ソニアス	ピオグリタゾン・グリメピリド	重篤な肝機能障害	低血糖，ピオグリタゾンの蓄積
	リオベル	ピオグリタゾン・アログリプチン	重篤な肝機能障害	ピオグリタゾンの蓄積が生じるおそれ
DPP-4阻害薬	エクア	ビルダグリプチン	重篤な肝機能障害	肝機能障害の悪化のおそれ

13. NAFLD/NASH

Ⓑ 使用が勧められる糖尿病治療薬

薬剤	理由
ピオグリタゾン	○糖尿病合併NAFLD患者の肝組織の改善が望まれる 注1：NAFLD/NASHに対して保険適用を有していない 注2：糖尿病非合併NAFLD/NASHの場合ビタミンEのほうが有効である 注3：重篤な肝障害がある場合にはピオグリタゾンの蓄積が生じる可能性がある

Case Study

> 58歳，女性．
> **【既往歴】** 53歳〜糖尿病，高血圧，高脂血症で内服加療中
> **【家族歴】** 母：糖尿病，心筋梗塞で死去
> **【生活歴】** 夫と二人暮らし，ADLは自立，飲酒：機会飲酒，喫煙歴：なし
> **【経過】**
> 健康診断で糖尿病，高血圧，脂質異常症を指摘された．身長155cm，体重73kg，BMI 30.4と肥満体型であり近医で栄養療法の指導とともに内服加療を行っておりHbA1cは7％以下，肝機能検査であるAST，ALTは40〜50IU/Lで推移していた．
> 58歳のときに浮腫が出現，腹部超音波で肝実質の軽度粗糙，肝左葉に2cmの腫瘍を指摘されたため当院を受診した．受診時の採血では血小板数が14.6万/μLと低値，肝臓の線維化マーカーが高値（IV型コラーゲン7s 7.6ng/mL，ヒアルロン酸145ng/mL，M2BPGi（Mac-2結合タンパク糖鎖修飾異性体）3.88（2＋））であり，またウイルス性肝疾患，自己免疫性肝炎の存在は否定的であった．肝左葉の腫瘍はガドキセト酸ナトリウム（Gd-EOB-DTPA）を用いた造影MRIで肝細胞がんと診断された．

❶ まずはじめに考えること

肥満，高齢，糖尿病の存在から肝臓の線維化進展高リスク症例であり，血小板数の低下，肝線維化マーカーの高値，他の肝疾患の否定より非アルコール性肝炎（NASH）からの肝硬変の進展が示唆される．また，肝硬変を背景とした肝腫瘤の存在は肝細胞がんを疑う．

❷ 治療の実際

肝硬変に合併する浮腫の治療として，低アルブミン血症を伴っていたためアミノ酸製剤の内服開始，利尿薬（抗アルドステロン薬）の開始を行った．肝細胞がんに対しては腫瘍が単発，2cm以下であり肝癌診療ガイドライン2013年版（日本肝臓学会編）に準じラジオ波焼灼療法の適応と判断され根治的療法が行われた．

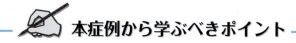

本症例から学ぶべきポイント

- ☑ 肝機能検査が基準値上限〜軽度異常であっても非アルコール性脂肪肝炎（NASH）の可能性がある．
- ☑ NAFLDおよびNASHは自覚症状に乏しいことが多く，病態が進行し肝硬変や肝臓がんになってから病気を指摘されることもある．
- ☑ 肥満（BMI＞30），年齢（≧45歳），糖尿病はNAFLDの線維化進展リスクであり，専門医による慎重なモニタリングが必要な場合がある．

文献

1) 日本消化器病学会（編）．NAFLD/NASH診療ガイドライン2014，南江堂，2014
2) Vernon G et al. Systematic review: the epidemiology and natural history of non-alcoholic fatty liver disease and non-alcoholic steatohepatitis in adults. Aliment Pharmacol Ther. 2011; **34**: 274-285
3) Jimba S et al. Prevalence of non-alcoholic fatty liver disease and its association with impaired glucose metabolism in Japanese adults. Diabet Med 2005; **22**: 1141-1145
4) 堀田　饒ほか．アンケート調査による日本人糖尿病の死因—1991〜2000年の10年間，18,385名での検討．糖尿病 2007; **50**: 47-61
5) 日本肝癌研究会．第5回〜第17回全国原発性肝癌追跡調査報告，日本肝癌研究会事務局
6) Adams LA et al. The natural history of nonalcoholic fatty liver disease: a population-based cohort study. Gastroenterology 2005; **129**: 113-121
7) El-Serag HB et al. Diabetes increases the risk of chronic liver disease and hepatocellular carcinoma. Gastroenterology 2004; **126**: 460-468
8) Yamazaki H et al. Independent Association Between Improvement of Nonalcoholic Fatty Liver Disease and Reduced Incidence of Type 2 Diabetes. Diabetes Care 2015; **38**: 1673-1679
9) Rakoski MO et al. Meta-analysis: insulin sensitizers for the treatment of non-alcoholic steatohepatitis. Aliment Pharmacol Ther 2010; **32**: 1211-1221
10) Armstrong MJ et al. Liraglutide safety and efficacy in patients with non-alcoholic steatohepatitis (LEAN): a multicentre, double-blind, randomised, placebo-controlled phase 2 study. Lancet 2016; **387**: 679-690
11) Ito D et al. Comparison of Ipragliflozin and Pioglitazone Effects on Nonalcoholic Fatty Liver Disease in Patients With Type 2 Diabetes: A Randomized, 24-Week, Open-Label, Active-Controlled Trial. Diabetes Care 2017; **40**: 1364-1372
12) Sanyal AJ et al. Pioglitazone, vitamin E, or placebo for nonalcoholic steatohepatitis. N Engl J Med 2010; **362**: 1675-1685

14 食欲不振（低栄養）

糖尿病 × 食欲不振（低栄養）で注意すべきポイント

- 高血糖性昏睡や低血糖性昏睡のどちらも生じうる．

- 飲水励行し，食事回数を増やして少量ずつ摂取する．
- 食事摂取が進まない場合には栄養補助食品の追加も有効．

- 食欲不振時の運動療法はケトーシスを引き起こす危険性があるため控える．

- 食欲が改善するまでは経口血糖降下薬やインスリンの減量が必要．
- 水分の摂取も困難な場合にはインスリンを混注した点滴補液が必要．
- 急性，一過性の食欲不振時には，シックデイルールが適用される．

糖尿病医が知っておきたい 食欲不振（低栄養）の基本

◆ 病態

急性，一過性の食欲不振いわゆるシックデイと慢性の食欲不振，低栄養に分けて解説する．

a）急性，一過性の食欲不振の場合

食欲不振の状況下では食事摂取量が減少するため，普段よりも血糖値が下がると考えがちであるが，上がることも多く血糖コントロールが乱れやすくなる．栄養不足による肉体的ストレスに加えて食事摂取できていない事による精神的ストレスにより，コルチゾール，カテコールアミン，成長ホルモン，グルカゴンなどのインスリン拮抗ホルモンの分泌が亢進し，インスリン抵抗性の増大や糖新生の亢進を生じる．また，脂肪組織の分解によりケトン体産生が亢進し，ケトーシスが生じやすくなる．高齢者では筋肉量の低下と体脂肪量が増加するとともに口渇中枢機能低下も認められるといわれている．このため高齢者糖尿病患者ではケトーシスや脱水になりやすい点に注意が必要である．

b）慢性的な食欲不振，低栄養の場合

慢性的な食欲不振，低栄養はサルコペニアの原因となる．サルコペニアは筋肉量低下，かつ

各論：実践！　疾患別の対応法

筋力低下または身体能力低下と定義される．糖尿病患者で高血糖の患者は筋肉量，筋肉の質（筋力），および身体能力が低下し，もともとサルコペニアとなりやすい状態である[1]．慢性的な食欲不振，低栄養ではタンパク質不足により筋タンパク分解が筋タンパク合成を上回りサルコペニアが進行する．サルコペニアは，耐糖能の悪化（インスリン感受性の低下）のみならず，フレイルや寝たきりの原因となる．

◪ 治療のエッセンス

高齢糖尿病患者では高血糖時や低血糖時の自覚症状が非典型的であったり，無症状であったりすることが多く，本人の認知機能や家族の協力がどこまで得られるかなど個人差が多いため，個々の病態に応じた治療法を選択する必要がある．本人の認知機能低下がある場合や家族の協力が得られない症例では，表1に示すように，医療機関受診する必要がある場合を日常から指導しておくことが大切である．

糖尿病×食欲不振（低栄養）は何が問題となるか？

様々な併発疾患を持つ血糖コントロール不良の高齢者は，日々のインスリン注射や血糖測定，食事療法の自己管理に脆弱性がある．

a）急性，一過性の食欲不振の場合

シックデイ時の的確な判断も困難なことが多い．さらに，高齢糖尿病患者では若壮年者に比し高血糖や低血糖時の自他覚症状に乏しい傾向があり，口渇感の訴えも少ないことより高齢者のシックデイでは，低血糖昏睡，脱水症，高血糖高浸透圧症候群（HHS）などへの進展リスクが高い．このような特質を考慮して本人と家族へのシックデイへの対応法を繰り返し指導しておく必要がある．適切な対応により高血糖緊急症による多くの入院を防止できる．具体的なシックデイルールを表2に示す．シックデイの原因疾患の症状が強く，かつ改善しないときには医療機関の受診を指示する（表1）．外来治療か入院かの判断は，第一に原因疾患の病状により，第二に糖尿病の代謝失調の程度により行う．表3に示す例では，入院治療を行う[2]．

b）慢性的な食欲不振，低栄養の場合

慢性的な食欲不振，低栄養はサルコペニアの原因となる．サルコペニアが進行すると，転倒，活動度低下が生じやすく，フレイルが進行して要介護状態につながり生命予後も悪くなること

表1　シックデイの糖尿病患者における医療機関受診の判断
1．急性疾患の症状（発熱・嘔吐・下痢・疼痛など）が強く，改善がないとき
2．食事摂取が困難なとき
3．脱水症状の強いとき
4．意識レベルの低下があるとき
5．SMBG値の高値（＞350）が続くとき

（日本糖尿病学会（編・著）．糖尿病専門医研修ガイドブック，第7版，診断と治療社，東京，2017：p.403[2]より許諾を得て転載）

表2 シックデイルールの一例
1. 持効型溶解インスリンは，食事が摂れなくても自己判断で中止してはいけない
2. 十分な水分摂取で脱水を防ぐ
3. 食欲がなくても，絶食は極力避け，炭水化物と水を摂取する
4. 血糖測定が可能な場合は，測定を繰り返す（インスリンの追加指示や病院受診の判断に使用できる）

表3 シックデイ糖尿病患者の入院治療の適応
1. 糖尿病ケトアシドーシス（DKA）
2. 高血糖高浸透圧症候群（HHS）
3. 高血糖を伴う重症感染症
4. 脱水が高度で経口摂取も困難なとき
5. 外来治療にもかかわらず高血糖が続くとき
6. 高血糖と感染を伴う高齢者
7. 1型糖尿病小児で経口摂取が困難なとき

（日本糖尿病学会（編・著）．糖尿病専門医研修ガイドブック，第7版，診断と治療社，東京，2017: p.403 [2] より許諾を得て転載）

はすでに知られている．フレイルは健康と要介護の間の状態であり，運動や栄養の介入によって健康に戻すことができる．高血糖の糖尿病患者ではフレイルになりやすく，糖尿病にフレイルが合併すると平均余命が短くなる．このため高齢者糖尿病ではサルコペニア，フレイル予防の観点から食事療法，運動療法，薬物療法を検討することが必要である．

糖尿病×食欲不振（低栄養）はこう治療する

食事療法はどうする？

a）急性，一過性の食欲不振の場合

　食事が摂れない場合は，脱水が起こりやすいのでできる限り水分を補給する必要があることを指導する（たとえば，1～2時間ごとにコップ1杯の水分を補給）．また，下痢，嘔吐，発熱などの症状があるときには，おかゆ，うどん，果物，スープなどの消化吸収のよいものを少量ずつ，回数を増やして炭水化物を摂取する（炭水化物は3～4時間おきに50g，1日200g摂ることが目標）．食欲低下時は，果物，乳製品などを間食に取り入れるように指導する[1]．

b）慢性的な食欲不振，低栄養の場合

　タンパク質の摂取不足によるサルコペニアやフレイルの発症に注意が必要である．筋肉量や筋力を維持するために必要なタンパク質摂取量に関するエビデンスは少ない．ESPENのexpert groupは，低栄養または低栄養のリスクがある高齢者のタンパク質摂取量は1.2～1.5g/kg体重/dayを推奨している[1]．食事摂取が進まない場合には栄養補助食品の追加を積極的に行いタンパク質摂取を指導する．

各論：実践！　疾患別の対応法

運動療法はどうする？

a）急性，一過性の食欲不振の場合

　食欲不振時の運動療法はケトーシスを引き起こす危険性があるため控える．特に空腹時血糖≧250 mg/dL または尿ケトン体（2＋）以上の場合は禁忌である．

b）慢性的な食欲不振，低栄養の場合

　定期的な身体活動，歩行などの運動療法は，代謝異常の是正だけでなく，生命予後，ADL の維持，認知機能低下の抑制にも有効である．

薬物療法はどうする？

a）インスリン治療

　最も大切なことは食事摂取量が減少しても基礎インスリンの補充は必要であり，持効型溶解インスリンを使用している場合はインスリン注射を継続する必要がある．超速効型インスリンを使用している場合は，中止するか食直後打ちに変更し，摂取した食事量に応じてインスリン量を調節する．具体的な食事量スケール指示の一例を表4に示す．

b）内服治療

　高齢者では脱水により容易に腎機能障害を生じやすく，もともと腎機能障害を合併している場合も多い．食事摂取量が低下しているときに通常どおり経口血糖降下薬（特にSU薬）を内服した場合には重症低血糖または遷延性低血糖を生じるおそれがある．メトホルミンの使用継続は乳酸アシドーシスを生じるリスクを高めるおそれがある．DPP-4 阻害薬は，単剤投与での低血糖の可能性は非常に少ないといわれているが他の薬剤と併用している場合には注意が必要である．食事摂取量が低下している場合には，経口血糖降下薬を中止する．個別の具体例については表5に示す．食事摂取ができない場合が続く場合には入院のうえ，補液とインスリン治療を行う必要がある．

表4　食事量スケールの一例（速効型や超速効型インスリンのみに使用）

食事摂取量	3割未満	3割以上7割未満	7割以上
インスリン単位数	打たない	指示量の半分	指示単位どおり

表5　シックデイにおけるインスリンを除く糖尿病治療薬の対応例

1. SU薬：食事摂取量に応じて減量あるいは中止
2. αグルコシダーゼ阻害薬：消化器症状があるときは中止
3. ビグアナイド薬：脱水時は禁忌．消化器症状がある場合も中止
4. チアゾリジン薬：シックデイの間は休薬可
5. DPP-4 阻害薬：食事が摂れない場合は中止
6. GLP-1 受容体作動薬：食事が摂れないとき，消化器症状がある場合は中止
7. SGLT2 阻害薬：脱水症やケトーシスのリスクが高く，必ず中止

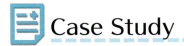
Case Study

85歳，男性．

【生活歴】妻と2人暮らし，ADLは自立しているがMMSE 22/30と認知機能低下を認める．糖尿病経過20年以上の2型糖尿病患者でインスリン自己分泌能が低下しており，インスリングラルギン（8-0-0-0）皮下注射，リナグリプチン5mg，ボグリボース0.9mg，レパグリニド1.5mg内服にてHbA1c 8％前後で経過している．

【経過】

1日前に水様下痢，悪心・嘔吐が出現して食事摂取が困難となっていたが，飲水は可能であったため様子をみていた．翌日になり悪心・嘔吐増悪して飲水も困難となってきたため当院外来受診．血液検査ではWBC 9,100/μL，CRP 1.23mg/dLと炎症反応上昇は軽度であったが，尿検査では尿ケトン体（1＋）を認めた．腹部単純CTでは小腸壁が浮腫状になっている以外には明らかな異常所見は認めなかった．急性胃腸炎による糖尿病シックデイとして当科入院とした．

❶ まずはじめに考えること

糖尿病経過が長く，インスリン自己分泌能は低下しており本来であれば強化インスリン療法の適用であるが，認知症のためインスリン注射の実施には妻の見守りが必要であり，持効型溶解インスリンと経口血糖降下薬の併用療法で治療を行っている．急性胃腸炎による糖尿病シックデイの症例である．細かいシックデイルールの遵守は困難な症例で食事摂取困難な場合には病院受診を指示していた．

❷ 治療の実際

食事摂取が安定するまではメインの持続点滴内に速効型インスリン（ブドウ糖5gあたり1単位）を混注させ，経口血糖降下薬は内服中止し，持効型溶解インスリン（インスリングラルギン）は4単位に減量して継続とした．また血糖値に応じて適宜速効型インスリンを調整するスケールを併用した．悪心・嘔吐に対してはメトクロプラミドを頓用で使用した．第2病日に悪心改善したため，食事摂取開始とした．食事摂取量安定した事から第4病日に持続点滴を中止して経口血糖降下薬内服再開，インスリングラルギンを8単位に増量した．その後，血糖値問題なく経過し第6病日に退院とした．

各論：実践！　疾患別の対応法

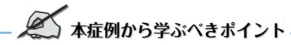 本症例から学ぶべきポイント

- ☑ 認知機能が低下した症例では細かいシックデイ指示の遵守が困難であり，あらかじめ病院受診を指示しておくことが重要である．
- ☑ 食事摂取が安定するまでは速効型インスリン（ブドウ糖5～10gあたり1単位）を混注させた輸液を持続点滴する．
- ☑ 食事摂取量が安定してから経口血糖降下薬を内服再開する．

文献
1) 日本老年医学会・日本糖尿病学会（編）．高齢者糖尿病診療ガイドライン2017，南江堂，東京，2017: p.9-13, p.49-56, p.71-74
2) 日本糖尿病学会（編・著）．糖尿病専門医研修ガイドブック，第7版，診断と治療社，東京，2017: p.400-403

15 CKD（慢性腎臓病）

糖尿病×CKDで注意すべきポイント

- 基本的には糖尿病腎症を含む糖尿病細小血管症の発症予防および進展抑制の観点から，HbA1c＜7％を目標とする
- 低血糖の危険のある患者や高齢者ではHbA1c＞7％でも許容することがある．
- CKD Stage 4以降の糖尿病患者においては，腎症進展抑制におけるHbA1cによる具体的な目標値に関するエビデンスは不十分である．

- 総エネルギー量は，CKD G1〜4（＋G5の透析導入まで）まで通じて25〜30 kcal/kg（標準体重）/day，G5のなかの透析療法期では30〜35 kcal/kg（標準体重）/dayが推奨されている．
- 腎症進展抑制を目標としたタンパク制限は，CKD Stage G3aで0.8〜1.0 g/kg（標準体重）/day，Stage G3b以降で0.6〜0.8 g/kg（標準体重）/dayが推奨されている．
- CKD G3b〜5の後期高齢者においては，タンパク制限食に関するエビデンスは限られているので患者個々に応じてタンパク制限食の必要性を判断すべきである．
- CKDを有する糖尿病患者における食塩制限は，単独でも十分な降圧効果があるとともに，薬剤の併用下ではタンパク尿減少効果がある．
- 具体的な塩分制限の目標値は6 g/day未満であるが，過剰な塩分制限は，特に高齢者において脱水の助長から腎機能悪化につながるため注意を要する．

- CKDを有する糖尿病患者において，5〜6 METs程度の中等度までの運動は死亡や透析導入のリスク軽減に有用である可能性がある
- 初期の運動強度を軽度から中等度に上げたあと，患者に耐容能に応じて徐々に進行させていくことが推奨されている．

- CKD患者はインスリンのクリアランスが低下しているため薬物療法に伴う低血糖が起きやすい．
- CKD Stage G1〜2ではいずれの経口血糖降下薬も常用量で投与可能であるが，G3以降は各薬剤によって投与量の調整が必要であったり，禁忌であることがあるので注意を要する．
- 維持透析患者を含めたCKD合併糖尿病患者に使用できる，DPP-4阻害薬やGLP-1受容体作動薬があり，投与タイミングも1日1回と週1回投与のものがあるので，患者背景に応じた適切な使い分けがアドヒアランス向上につながる．

各論：実践！ 疾患別の対応法

糖尿病医が知っておきたい CKD の基本

病態

　糖尿病腎症は糖尿病における 3 つの細小血管症のうち，最も長い罹病期間の後に合併するものと考えられており，典型的な顕性タンパク尿を呈するには糖尿病発症後平均 20 年以上はかかるといわれている[1,2]．糖尿病腎症の病期分類においては，微量アルブミン尿の出現からを早期糖尿病腎症（腎症 2 期）と呼び，糖尿病性腎症病期分類 2014 においては，これに加えて eGFR（推定糸球体濾過量）＜30 mL/min/1.73m^2 という腎機能の低下が存在すればアルブミン尿の程度によらず腎不全期（腎症 4 期）に分類されることになった．

　微量アルブミン尿期（早期腎症）の場合，半数以上（58％）が血圧などの治療により 6 年の追跡期間中に正常アルブミン尿に戻ったという報告[3]もあるが，一方で近年では，微量アルブミン尿のままでも腎機能が進行していく症例も存在することが報告[4]されており，CKD（慢性腎臓病）の進行による末期腎不全を防ぐことが求められている．

　一方で，「わが国の慢性透析療法の現況 2015」（日本透析医学会）によると，1998 年より慢性糸球体腎炎を抜いて透析導入原疾患の第 1 位となっている糖尿病腎症の全体に占める割合は，2010 年ころより 43〜44％程度と頭打ちになっているように思われる．しかし，2010 年ころからの年次透析導入患者数は漸増していることを考えると，糖尿病腎症による透析導入の数も増加してきていることが予想される．総透析患者数の漸増に鑑みると，透析導入にいたるまでの CKD 患者のみならず，透析導入後の患者においても糖尿病が主因の患者が増えてきている．したがって，CKD 早期から透析導入前後におけるまでの糖尿病腎症の管理は非常に重要になってくる．

治療のエッセンス

　腎機能の保たれた糖尿病患者における厳格な血糖管理が，細小血管合併症やその進展抑制に有用性であるというエビデンスは蓄積されている一方で，腎機能の低下した糖尿病患者における，厳格な血糖管理による腎エンドポイント発症抑制のエビデンスは十分でない[5〜7]．また透析を施行している糖尿病患者においても，同様に，厳格な血糖管理による血管合併症の進展抑制についてはいまだ議論の余地がある．一方，高血圧を有する糖尿病患者においては，血圧管理による腎症の進展および心血管イベント抑制効果が示されているため[8,9]，130/80 mmHg 未満を目標とした適切な血圧管理が必要である．

糖尿病×CKD は何が問題となるか？

　一般に，腎不全が進行するにつれインスリンのクリアランスが低下するため，インスリン必要量が減るに従いインスリンの投与が不要となる症例もある．このような背景があり，CKD 患者においては厳格な血糖管理による低血糖のリスク増大という問題があげられるが，この他に，CKD を有する糖尿病患者における血糖管理指標の信頼性の問題がある．血圧管理については，高血圧ガイドライン 2014 では糖尿病を有する CKD 患者において，130/80 mmHg を目標とすることが掲げられている．しかし，より厳格な血圧管理による主要心血管イベント抑制効果は十

分ではなく[10]，むしろ心血管イベントが増加するとの報告[11]もあるため，特に高齢者においては過度な降圧に注意する必要がある．

糖尿病×CKDはこう治療する

食事療法はどうする？

　まず，血糖に直接かかわる総エネルギー量に関しては，CKD G1〜4（＋G5の透析導入まで）まで通じて25〜30 kcal/kg（標準体重）/dayが推奨されている．一方，G5のなかの透析療法期ではprotein-energy wasting（PEW）防止の点からも，30〜35 kcal/kg（標準体重）/dayが推奨されている．また，CKDの進展予防の点からは，食事療法の2本柱としてタンパク制限食と食塩制限食が重要となる．標準的治療としてのタンパク制限は，CKD Stage G3aでは0.8〜1.0 g/kg（標準体重）/day，StageG3b以降では0.6〜0.8 g/kg標準体重/dayで指導することが推奨されている[12]．ただし，CKD G3b〜5の後期高齢者においては，末期腎不全への進展抑制を目的としてのタンパク制限食に関するエビデンスは限られていることと，近年におけるサルコペニア予防の観点からも，患者個々に対する総合的な評価によって，タンパク制限食の必要性を判断すべきである．また，CKDを有する糖尿病患者における食塩制限は，単独でも十分な降圧効果があるとともに，適切な降圧薬の併用下では降圧効果とともにタンパク尿減少効果があることが示されている[13]．推奨されている食塩制限の目標値は6 g/day未満であるが，過剰な食塩制限は，特に高齢者において脱水の助長から腎機能悪化に寄与するため推奨されていない．具体的な食塩制限の下限値としては，CKD診療ガイドライン2012では，3 g/day未満にしないことが安全であるとされている．

運動療法はどうする？

　病態生理学的には，運動時，骨格筋と心肺などの組織血流配分が高まるため，腎血流は低下する．また，短期的運動によりタンパク排泄量が増加し糸球体濾過量が減少することから，強過ぎる運動を行うと腎機能障害や腎病変が増悪する可能性がある[14]．しかし，尿タンパクや腎機能障害を増悪させると懸念から推奨されてきたCKD患者への運動には臨床的な根拠はなく，むしろ適度な運動は，腎機能に悪影響を及ぼさずに運動耐容能やQOLの向上，糖脂質の代謝改善などに寄与するので，よいとする考えが普及してきている．ただ，CKDを有する糖尿病患者における運動療法を支持するエビデンスは十分でなく，観察研究からのハードアウトカムとの関連を示したものが少数あるにとどまる．55％が糖尿病を有しているCKD（G2〜4）コホートにおいて，身体機能の低下がより高い全死亡率に関連していたこと[15]や，38％が糖尿病を有しているCKD（G3〜5）コホートにおいて，週あたりのウォーキングの頻度が高いほうがより低い全死亡および透析導入に関連していたこと[16]が報告されているが，具体的にどの程度の運動が実際のCKD合併糖尿病患者において，ハードエンドポイント改善に有効なのかはいまだ不明である．CKD患者のための米国スポーツ医学会（American College of Sports Medicine：ACSM）の運動勧告では，初期の運動強度を軽度強度（酸素摂取予備能の40％未満）から中等度（酸素摂取予備能の40〜60％）に上げたあと，患者に耐容能に応じて時間をかけて徐々にステップアップ

させていくことが推奨されている．上述の糖尿病患者を含むCKD患者におけるエビデンスやこの運動勧告からは，少なくとも軽度〜中等度の運動（5〜6METS程度）は糖尿病合併CKD患者において有用である可能性があると思われる．

薬物療法はどうする？

　糖尿病における薬物療法は内服治療とGLP-1受容体作動薬・インスリンなどの注射薬に大別されるが，保存期腎不全期〜透析療法期において使用できる経口血糖降下薬は限定される．しかし，高齢化社会に伴うADLの低下に対する考慮や低血糖リスク回避を目指した薬物が求められている．以下，CKDを有する糖尿病患者における経口血糖降下薬と注射薬について概説する．

　いかなる薬剤も腎機能に応じた投与量の調整が必要か確認することが必要であるが，以下CKD合併糖尿病患者において投与量の調整が必要となるもの（表1），CKD合併糖尿病患者，特に透析療法期にいたるまで投与量の調整を行う必要なく使用可能な糖尿病治療薬（表2）を示す．

a）速効型インスリン分泌促進薬

　速効型インスリン分泌促進薬は，低血糖に十分注意し慎重に使用すれば，腎不全期および透析療法期の血糖管理において有用な選択肢となる．インスリン分泌能が保たれていないと，効果が減弱とする一方で，インスリン分泌能が保たれている症例においては，透析導入後にインスリンから切り替えることができる場合もある．

　日本で使用できる速効型インスリン分泌促進薬3種類における腎機能低下時の投与量を表1に示す．ナテグリニドはCCr＜10（mL/min）では投与禁忌となっているのに対して，ミチグリニドやレパグリニドは慎重投与ではあるが使用可能となっている．ミチグリニドは，日本人透析患者における血糖値およびGA改善作用といった有効性に関するエビデンスもある[17]．一方で，肝臓と腎臓で代謝され，透析性は認めないので，腎不全患者における投与の際は，蓄積による低血糖には十分な注意が必要である．これに対し，レパグリニドは胆汁排泄型の薬物で，尿中未変化体排泄率0.1%，肝臓のCYP2C8（70%）とCYP3A4（30%）により代謝される[18]．このことから，比較的安全に使用できる速効型インスリン分泌促進薬と位置づけられるが，腎不全におけるCYP3A4の活性低下を介して肝臓からのクリアランスが低下する可能性や，肝臓への取り込みに関与するOATP1B1の遺伝子多型による影響もあるので，投薬時は少量から慎重に行うべきである[19]．

b）αグルコシダーゼ阻害薬

　表2に示すように，腎不全〜透析療法期の糖尿病患者において，αグルコシダーゼ阻害薬は正常腎機能患者と同量を使用することができる．日本で使用できるαグルコシダーゼ阻害薬はアカルボース，ボグリボース，ミグリトールの3剤であるが，いずれも単独での腎不全〜透析療法期における血糖降下におけるエビデンスは十分でない．前2者は腸管からはほとんど血中に吸収されないが，ミグリトールは小腸上部で50〜100%が吸収されるため，小腸下部での糖質吸収が起こりやすくなり消化器症状が減るというメリットを有する[20]．また，いずれの薬剤も

124

15. CKD（慢性腎臓病）

表1　CKD合併患者において投与量の調整が必要な糖尿病治療薬

薬剤種類	薬剤名		排泄経路	透析性	CCr（mL/min）			HD（透析）
	一般名	商品名			＞50	10〜50	＜10	
速効型インスリン分泌促進薬	ナテグリニド	スターシスファスティック	肝（腎5〜16%）	×	270〜360mg 分3 食直前	減量の必要ないが慎重投与	低血糖が起こりやすいため禁忌	
	ミチグリニドカルシウム水和物	グルファスト	肝	×	15〜30mg 分3 食直前	半減期が延長し低血糖を起こしやすいため慎重投与であるが血糖値をモニターしながら投与可．少量から開始．		
	レパグリニド	シュアポスト	肝	×	0.75〜3mg 分3 食直前	腎機能正常者と同じだが重度の腎障害では慎重投与．少量から開始．		
DPP-4阻害薬	シタグリプチン	ジャヌビアグラクティブ	腎 79〜88%	3.5〜13.5%**	50〜100mg 分1	30≦Ccr＜50：25〜50mg 分1，Ccr＜30：12.5〜25mg 分1		12.5〜25mg 分1
	ビルダグリプチン	エクア	肝（腎23%）	3%**	腎機能正常者と同じか50mg 分1を慎重投与			
	アログリプチン	ネシーナ	腎	7.2%**	25mg 分1	Ccr≧30：12.5mg 分1 Ccr＜30：6.25mg 分1		6.25mg 分1
	アナグリプチン	スイニー	腎	12.6%**	200〜400mg 分2	Ccr＜30：100mg 分1		
	サキサグリプチン	オングリザ	肝・腎	4%**	2.5〜5mg 分1	2.5mg 分1		
	トレラグリプチン	ザファテック	腎	×	100mg 週1回	50＞Ccr≧30 50mg 週1回	Ccr＜30は禁忌	
	オマリグリプチン	マリゼブ	腎	× or 5〜15%	25mg 週1回	eGFR＜30	12.5mg 週1回	
GLP-1受容体作動薬	エキセナチド	バイエッタ	腎	×	1回5〜10μgを1日2回朝夕，食前皮下注射（15分前が悪心を防げる）	1回5〜10μgを1日1回	禁忌	
		ビデュリオン	腎	×	2mgを週に1回，皮下注射	1mgを週に1回，皮下注射	禁忌	
	リキシセナチド	リキスミア	一般的なタンパク異化経路によってアミノ酸に分解	×	1日10μgから開始 20μg 1日1回まで増量可 皮下注	腎機能正常者と同じだが重度の腎障害では慎重投与．		

* 代謝産物の血糖降下作用は非常に弱いとされる
** 透析除去率
日本腎臓学会（編）：CKD診療ガイド2012 改変
日本透析医学会雑誌 46巻3号2013　p334-339 改変
腎機能低下時，最も注意が必要な薬剤投与量一覧（2017改訂30版）https://www.jsnp.org/docs/JSNP-yakuzai_dosing_30.pdf　改変
腎機能低下時の主な薬剤投与量一覧　改訂38版（2014年5月）http://jsnp.kenkyuukai.jp/images/sys% 5Cinformation%
5C20140803222509-A4520DD9CE5CDD4378AF210A3016BF852D2EB9AFA805057CE9D389E93294B2B0.pdf　改変

　肝障害の副作用には注意して使用する必要があることと，腎不全や透析の患者では消化管運動が低下している症例が多いため，消化器症状にも注意しながらの使用が望まれる．

c）DPP-4阻害薬

　表1，表2に示すように2017年7月現在，日本で使用できるDPP-4阻害薬は9種類ある．いずれも腎機能が低下しても使用可能であるが，用量調節が必要なものもあるので，注意が必要である．このインクレチン関連薬の作用は血糖依存的であり，単独での低血糖のリスクが低

各論：実践！　疾患別の対応法

表2　CKD合併糖尿病患者，特に透析療法期にいたるまで投与量の調整が不要で使用可能な糖尿病治療薬

| 薬剤種類 | 薬剤名 | | 排泄経路 | 透析性 | CCr（mL/min） | | | HD（透析） |
	一般名	商品名			＞50	10〜50	＜10	
αグルコシダーゼ阻害薬	アカルボース	グルコバイ	糞便（約2％吸収*）	○	150〜300mg 分3	腎機能正常者と同量を慎重投与		
	ボグリボース	ベイスン	糞便	×	0.6〜0.9mg 分3			
	ミグリトール	セイブル	腎30％	○	150〜225mg 分3			
DPP-4阻害薬	リナグリプチン	トラゼンタ	肝	×	5mg 分1	AUCがやや上昇するが腎機能正常者と同じ		
	テネグリプチン	テネリア	肝（腎21％）	15.6％**	20〜40mg 分1	減量の必要はないが，半減期は延長しないものの腎機能低下によりAUCが最大1.5倍に上昇するため要注意		
GLP-1受容体作動薬	リラグルチド	ビクトーザ	肝・腎への代謝産物の移行はほぼなし	×	1日0.3mgから開始0.9mg 1日1回皮下注	腎機能正常者と同じ		
	デュラグルチド	トルリシティ	一般的なタンパク異化経路によってアミノ酸に分解	×	0.75mg 週1回　皮下注			

* 代謝産物の血糖降下作用は非常に弱いとされる
** 透析除去率
日本腎臓学会（編）：CKD診療ガイド2012 改変
日本透析医学会雑誌 46巻3号 2013　p334-339 改変
腎機能低下時，最も注意が必要な薬剤投与量一覧（2017改訂30版）https://www.jsnp.org/docs/JSNP-yakuzai_dosing_30.pdf　改変
腎機能低下時の主な薬剤投与量一覧　改訂38版（2014年5月）http://jsnp.kenkyuukai.jp/images/sys%5Cinformation%5C20140803222509-A4520DD9CE5CDD4378AF210A3016BF852D2EB9AFA805057CE9D389E93294B2B0.pdf　改変

いため，高齢腎不全・透析患者においても使いやすいことが特徴である．また同じインクレチン関連薬であるGLP-1受容体作動薬と比して消化器症状の副作用が少ないこともアドヒアランスの向上や長期使用継続につながっていると思われる．動物実験では，糸球体におけるマクロファージの浸潤や炎症を抑えたり，間質の線維化抑制効果も認められているほか，透析患者におけるDPP-4阻害薬の使用と貧血改善との関連が示唆されているが，いずれも実臨床でのエビデンスの集積が望まれるところである．

d）GLP-1受容体作動薬（注射薬）

　現在日本では表1，表2に示すように，リラグルチド，エキセナチド，リキシセナチド，デュラグルチドの4種類の皮下注射製剤が使用できる．近年，LEDER（Liraglutide Effect and Action in Diabetes Evaluation of Cardiovascular Outcome Results）TrialでリラグルチドのL心血管イベント発症抑制効果が示されたことや[21]，1週間ごとの投与で透析患者にも使用できるデュラグルチドの登場などあり，心血管イベント発症のリスクがあがる腎不全期〜透析期における使用が増えてきていると思われる．また，DPP-4阻害薬より血糖降下作用は強いとされるが[22,23]，上記のとおりDPP-4に比べて消化器症状の副作用が多いので中断も散見される．このほか，リキシセナチドは重度の腎不全患者において慎重投与となっていることと，エキセナチドは重度腎不全および透析患者において投与禁忌となっていることにも注意しておくべきである．

15. CKD（慢性腎臓病）

文献

1）Breyer JA. Diabetic nephropathy in insulin-dependent patients. Am J Kidney Dis 1992; **20**: 533-547

2）Fioretto P et al. Sequential renal biopsies in insulin-dependent diabetic patients: structural factors associated with clinical progression. Kidney Int 1995; **48**: 1929-1935

3）Perkins BA et al. Regression of microalbuminuria in type 1 diabetes. N Engl J Med 2003; **348**: 2285-2293

4）Ekinci EI et al. Renal structure in normoalbuminuric and albuminuric patients with type 2 diabetes and impaired renal function. Diabetes Care 2013; **36**: 3620-3626

5）Perkovic V et al. Management of patients with diabetes and CKD: conclusions from a "Kidney Disease: Improving Global Outcomes" (KDIGO) Controversies Conference. Kidney Int 2016; **90**: 1175-1183

6）The Diabetes Control and Complications Trial Research Group. The effect of intensive treatment of diabetes on the development and progression of long-term complications in insulin-dependent diabetes mellitus. N Engl J Med 1993; **329**: 977-986

7）UK Prospective Diabetes Study (UKPDS) Group. Intensive blood-glucose control with sulphonylureas or insulin compared with conventional treatment and risk of complications in patients with type 2 diabetes (UKPDS 33). Lancet 1998; **352**: 837-853

8）UK Prospective Diabetes Study Group. Tight blood pressure control and risk of macrovascular and microvascular complications in type 2 diabetes: UKPDS 38. BMJ 1998; **317**: 703-713

9）Uzu T et al. The effects of blood pressure control levels on the renoprotection of type 2 diabetic patients without overt proteinuria. J Am Soc Hypertens 2012; **6**: 124-131

10）Cushman WC et al. Effects of intensive blood-pressure control in type 2 diabetes mellitus. N Engl J Med 2010; **362**: 1575-1585

11）Mann JF et al. Renal outcomes with telmisartan, ramipril, or both, in people at high vascular risk (the ONTARGET study): a multicentre, randomised, double-blind, controlled trial. Lancet 2008; **372**: 547-553

12）慢性腎不全診療最適化による新規透析導入減少実現のための診療システム構築に関する研究班．5. 後期高齢者における CKD 診療のポイント．CKD ステージ G3b～5 患者のための腎障害進展予防とスムーズな腎代替療法への移行に向けた診療ガイドライン 2015，p.71-72

13）Muhlhauser I et al. Effects of dietary sodium on blood pressure in IDDM patients with nephropathy. Diabetologia 1996; **39**: 212-219

14）三浦平寛．糖尿病と腎疾患 2015．腎と透析 2015; **78**: 190

15）Roshanravan B et al. Association between physical performance and all-cause mortality in CKD. J Am Soc Nephrol 2013; **24**: 822-830

16）Chen IR et al. Association of walking with survival and RRT among patients with CKD stages 3-5. Clin J Am Soc Nephrol 2014; **9**: 1183-1189

17）Abe M et al. Efficacy and safety of mitiglinide in diabetic patients on maintenance hemodialysis. Endocr J 2010; **57**: 579-586

18）森田めぐみ．糖尿病と腎疾患 2015．腎と透析 2015; **78** (増刊号): 203-206

19）Wrighton SA, Stevens JC. The human hepatic cytochromes P450 involved in drug metabolism. Crit Rev Toxicol 1992; **22**: 1-21

20）坂　早苗．糖尿病と腎疾患 2015．腎と透析 2015; **78** (増刊号): 211-214

21）Buse JB. Liraglutide and Cardiovascular Outcomes in Type 2 Diabetes. N Engl J Med 2016; **375**: 1798-1799

22）Zang L et al. Efficacy and safety of liraglutide versus sitagliptin, both in combination with metformin, in Chinese patients with type 2 diabetes: a 26-week, open-label, randomized, active comparator clinical trial. Diabetes Obes Metab 2016; **18**: 803-811

23）Nauck M et al. Efficacy and safety of dulaglutide versus sitagliptin after 52 weeks in type 2 diabetes in a randomized controlled trial (AWARD-5). Diabetes Care 2014; **37**: 2149-2158

各論：実践！ 疾患別の対応法

16 COPD（慢性閉塞性肺疾患）

糖尿病×COPDで注意すべきポイント

血糖値
- 糖尿病患者の10％以上にCOPDが併存しているとされ，さらに動脈硬化や脳・心血管病変といったCOPDの合併症も進展させうるので，良好な血糖コントロールが重要である．
- COPDに糖尿病を合併すると，急性増悪による入院の頻度が増え，死亡率も増加する．

食事療法
- 十分なエネルギー摂取とバランスのよい食事を行う．
- 肺過膨張に伴う腹部膨満感による食事摂取量の低下，体重減少に注意．
- 血糖コントロールをよくして栄養状態を良好に保つ．

運動療法
- 無理のない範囲で有酸素運動とレジスタンス運動を行う．
- COPDによる息切れにより実施が困難なケースもある．

薬物療法
- ステロイド使用に伴う血糖上昇に対しては，経口血糖降下薬やインスリンでの治療を行う．

糖尿病医が知っておきたいCOPDの基本

◆ 病態

　吸入された有害粒子による炎症の持続によって肺胞組織の破壊，正常な修復・防御メカニズムの阻害に基づく末梢気道の線維化が起こり，COPDの発症につながる．有害粒子により活性化されたマクロファージや好中球，CD8＋リンパ球などの炎症細胞から産生されたオキシダントにより炎症性遺伝子の活性化，アンチプロテアーゼの不活化，粘液分泌や血管透過性の亢進などが引き起こされる[1]．

　日本で実施された疫学調査によれば，日本人の40歳以上のCOPD有病率は8.6％と推測され，一般に喫煙開始から20年以上経過した時点でCOPDの症状が顕性化するといわれている．しかし，日本での非喫煙者のCOPDは5.8％と報告されており，喫煙歴がないことをCOPDの除外理由としてはならない[2]．非喫煙者においても，生活習慣や環境（職場や家庭での受動喫煙，家庭での調理時における有害物質曝露，職業的な有害物質曝露，大気汚染など）が発症原因となりうる．

128

16．COPD（慢性閉塞性肺疾患）

　COPDを積極的に疑うべき患者は，①40歳以上で喫煙歴がある人，②慢性の咳・痰，階段や坂道をのぼる際の息切れ，ときどき起こる喘鳴を訴える人，③COPDの併存症として多い心・血管系疾患，高血圧症，動脈硬化症，糖尿病，骨粗鬆症などの受診者，である[2]．

　COPDの診断は気管支拡張薬投与後のスパイロメトリーでFEV₁/FVC（1秒率）＜70％を満たし，その他の気道閉塞をきたしうる疾患を除外することである．鑑別診断には喘息，心不全，間質性肺炎，肺結核後遺症，高度の脊柱後湾症，気管支拡張症などがあげられる．肺がん，間質性肺炎，気管支拡張症，心不全などとの鑑別のために胸部単純X線，虚血性心疾患や不整脈との鑑別のために心電図，高度の貧血を否定する目的に血液検査の施行などが必要である．

◆ 治療のエッセンス

　全例に禁煙指導を行うべきである．禁煙困難者は禁煙外来への受診を指導する．食事の組成は呼吸商を考慮して高脂肪食が勧められているが，糖尿病を合併している場合には糖尿病に対する食事療法が優先される[3]．運動療法には有酸素運動，レジスタンス運動に加え，呼吸リハビリテーションの要素を取り入れるとよい．薬物療法としては，吸入による長時間作用性抗コリン薬（LAMA）および長時間作用性β₂刺激薬（LABA）が推奨されている[4]．

糖尿病×COPDは何が問題となるか？

　糖尿病患者の10％以上にCOPDが併存しているとされ[4]，肺の微小血管炎によるガス交換能障害や，神経障害による横隔膜や呼吸筋の運動障害によっても呼吸機能に悪影響を及ぼしうることが報告されている．さらに動脈硬化や脳・心血管病変といったCOPDの合併症も進展させうる[3]．また，COPDは肺以外にも全身性の影響をもたらして併存症を誘発すると考えられていることから，全身性疾患と捉えられている．糖尿病発症の危険因子でもあり，相対危険率が1.5倍との報告もある．TNF-αの上昇やNF-κBの活性化は相互に炎症や酸化ストレスを増幅させ，インスリン抵抗性を生じさせる[4]．糖尿病を合併すると，COPD急性増悪による入院頻度が増加，入院期間が長期化，死亡率が増加することが報告されている[5]．よってCOPD患者においては，定期的に血糖値の測定を行って糖尿病の合併を早期に診断すべきである．また糖尿病患者においては，特に喫煙者で，COPDの合併を予想し，早期に診断・治療を行うことが重要である．

糖尿病×COPDはこう治療する

食事療法はどうする？

　インスリン作用不足による糖尿病コントロール不良の状態は，異化が亢進し栄養状態が低下する．インスリン作用不足を解消し血糖コントロールを良好にし，骨格筋量を保ち，体力を維持することが肝要である．COPDには，やせ・サルコペニアが合併していることが多く，その場合には呼吸仕事量の増加・呼吸筋疲労が起こるため，通常よりも呼吸エネルギー消費量が増加していることを考慮して摂取エネルギーを設定する[4]．また，肺過膨張により腹満を感じやす

各論：実践！　疾患別の対応法

く，食事摂取量が低下しがちであることもあるので，食事を分割して食べたり，栄養補助食品を使用したりすることも重要である．ガスがたまりやすい食品は控え，便秘の解消に努める[3]．

運動療法はどうする？

低体重や筋力低下は QOL や予後の不良因子であり，肥満も体脂肪により横隔膜や呼吸筋に運動障害を起こすため望ましくない．ウォーキングなどの有酸素運動，レジスタンス運動などの適度な運動が望ましい[3]．COPD による息切れにより運動療法の実施が困難なケースも認める．

薬物療法はどうする？

COPD の治療薬では，抗コリン薬は血糖値に影響せず，吸入 β 刺激薬や吸入ステロイドも通常血糖値を大きく上昇させることは少ない．短時間作用型 β_2 刺激薬は肝臓からの糖放出の亢進に伴う血糖上昇を招く可能性が指摘されているため[6]，定期的な血糖値の測定が望ましい．COPD 急性増悪の際には点滴および経口ステロイド治療が選択される場合があり，それに伴う高血糖をきたす可能性がある．ステロイド糖尿病の治療法は 2 型糖尿病の治療と本質的な違いはなく，経口血糖降下薬で血糖コントロール可能であれば，必ずしもインスリンを使用する必要はない[7]．ステロイド糖尿病では初期には空腹時血糖が低値となり，食後高血糖を示すパターンとなるため，インスリン使用時には各食直前の超速効型インスリンが重要な役割を果たすことが多い．朝 1 回プレドニンが投与される場合には，昼食後の血糖上昇が著しいため，昼食前のインスリン必要量が多くなる．空腹時の血糖値が上昇するステロイド糖尿病では基礎インスリン不足が進行しているため，持効型溶解インスリンの投与が必要になる．経口血糖降下薬では食後血糖改善目的にグリニド薬や α グルコシダーゼ阻害薬を使用したり，インスリン抵抗性改善目的にビグアナイド薬やチアゾリジン薬を使用したりすることもある．α グルコシダーゼ阻害薬を使用する場合には特に腹満感に注意が必要である．また，注射剤である GLP-1 受容体作動薬も体重増加をきたしにくく，内服薬よりも強い血糖降下作用が得られる可能性があるためよい適応になると思われる．しかし副作用として悪心・便秘・腹満感などを認めうる場合がある．

なお，サルコペニアや栄養障害を合併している例ではタンパク，筋肉の異化抑制の観点から経口血糖降下薬よりもインスリン治療を優先すべきかもしれない．

文献

1) 木村　弘ほか．日本呼吸器学会 COPD ガイドライン第 4 版をめぐって．日本胸部臨床 2013; **72** (11)
2) 日本 COPD 対策推進会議（日本医師会，日本呼吸器学会，結核予防会，日本呼吸ケア・リハビリテーション学会，GOLD 日本委員会）（編）．COPD 診療のエッセンス 2014 年版「補足解説」
3) 髙橋佐枝子ほか．COPD の合併症．診断と治療 2013; **101** (6)
4) 海老原明典ほか．2 型糖尿病×結核×慢性閉塞性肺疾患．薬局 2015; **66** (7)
5) Parappil A et al. Effect of comorbid diabetes on length of stay and risk of death in patients admitted with acute exacerbations of COPD. Respirology 2010; **15**: 918-922
6) 宮本昭正ほか（監修）．喘息治療における β 刺激薬，メディカルレビュー社，大阪，2002: p.46
7) 草鹿育代ほか．ステロイド糖尿病．総合臨床 2005; **54** (7)

17 喘息

糖尿病 × 喘息 で注意すべきポイント

- ステロイド全身投与に伴う血糖上昇に注意が必要である．

- 2型糖尿病に準じる．

- 2型糖尿病に準じて行うが，喘息の呼吸器症状により運動療法の実施が困難なケースも認める．

- ステロイド使用に伴う血糖上昇に対しては，経口血糖降下薬やインスリンでの治療を行う．

糖尿病医が知っておきたい喘息の基本

◆ 病態

　気道の浮腫，平滑筋収縮，分泌物増加などにより可逆性の気流制限をきたす疾患であり，気道の炎症が長引くと気道のリモデリングが起こり，不可逆性の気流制限を生じる．気管支喘息診断の目安として①繰り返す発作性の呼吸困難，②気流制限の可逆性（ピークフローの日内変動＞20％，β_2刺激薬吸入により1秒量＞12％かつ＞200 mLの改善），③気道過敏性の亢進（メサコリンなどによる気道収縮反応の亢進），④気道炎症の存在（喀痰中の好酸球増加，呼気中NO濃度上昇），⑤アトピー素因（環境アレルゲンに対するIgE抗体の存在），⑥他疾患との鑑別，などの項目があげられる．鑑別を必要とする疾患は心不全，COPD，気道異物，びまん性汎細気管支炎・気管支拡張症，アレルギー性気管支肺アスペルギルス症，アレルギー性肉芽腫性血管炎などである．COPDでは気流制限の可逆性は認めないが，気管支喘息でもリモデリングが進むとβ_2刺激薬での可逆性が乏しくなる．気管支喘息ではCOPDで認められる拡散能低下や胸部CTでの気腫病変は認めない[1]．

◆ 治療のエッセンス

　長期管理の基本は吸入ステロイドである．その他，重症度と原因に応じて，長時間作用性β_2

刺激薬，ロイコトリエン受容体拮抗薬，テオフィリン徐放製剤，抗IgE抗体を追加する．

一般的に吸入ステロイドで糖尿病状態が悪化することはないと考えられている．しかし，フルチカゾンでは糖尿病悪化例も報告されているので，慎重な経過観察が必要である[2]．中等度以上の発作の場合にはステロイドの全身投与が必要となる．プレドニゾロンで15mg/day以上使用例では，多くの場合明らかな耐糖能異常が認められるといわれている[2]．

糖尿病×喘息は何が問題となるか？

喘息の治療で用いられるステロイド全身投与が糖代謝への影響を及ぼす．具体的には難治性喘息の長期管理におけるステロイド少量持続投与と，喘息発作時の短期間のステロイド全身投与が問題となる．

糖尿病×喘息はこう治療する

食事療法はどうする？
2型糖尿病に準じて行う．

運動療法はどうする？
2型糖尿病に準じて行うが，喘息の呼吸器症状により運動療法の実施が困難なケースも認める．

薬物療法はどうする？
ステロイド糖尿病の治療法についてはCOPDの項を参照いただきたい．

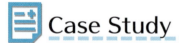
Case Study

47歳，女性．
【既往歴】27歳時に気管支喘息
【家族歴】母に糖尿病
【経過】
27歳時に気管支喘息と診断された．吸入ステロイド薬，長時間作用性$β_2$刺激薬などではコントロール困難であり，ステロイド治療が開始された．プレドニゾロン20mg/dayで治療を開始されたが，喘息発作のため入退院を繰り返していた．入院時には適宜サクシゾンやソル・メドロールの点滴が施行され，症状改善後にプレドニゾロン20mg/dayまで漸減された．気管支喘息と診断された際には糖尿病は指摘されなかったが，ステロイド糖尿病を発症する可能性があったため，HbA1cは定期的に測定されていた．40歳ころより耐糖能異常を指摘され，42歳のときに糖尿病と診断された．近年はメトホルミン，シタグリ

プチン，グリメピリドの内服でHbA1c 7.5％程度で推移していたが，47歳時，HbA1c 8.8％と上昇したため当科紹介受診し，血糖コントロール目的に入院となった．精査の結果悪性腫瘍は否定的であり，長期に渡るステロイド使用歴および食生活の悪化，運動量の低下が血糖コントロール悪化の原因と考えられた．CPI 2.0とインスリン分泌は保たれており，BMI 34.4の肥満を認めたことから，体重増加の原因となるグリメピリドは中止し，減量効果のあるGLP-1受容体作動薬（リラグルチド）を導入した．その結果，空腹時血糖100 mg/dL程度，食後血糖160 mg/dL程度とコントロール良好となった．

❶ まずはじめに考えること

悪性腫瘍出現による血糖コントロール悪化，ステロイド長期使用に伴う糖尿病の発症などが鑑別すべき病態として考えられた．

❷ 治療の実際

難治性喘息であり，ステロイドをプレドニゾロン20 mg/dayより減量することは困難だったため，喘息治療内容は変更せずに糖尿病に対する加療を再考する必要があった．肥満を伴っていたこと，インスリン分泌が保たれていたことからSU薬を中止し，減量効果のあるGLP-1受容体作動薬を選択した．その結果入院中に3 kg減量に成功し，血糖コントロールも安定したと考えられる．

本症例から学ぶべきポイント

- ☑ ステロイド治療により糖尿病を発症する確率は5〜25％程度とも報告されており，ステロイド使用中は糖尿病のスクリーニング検査を定期的に実施する必要がある[3]．
- ☑ ステロイド投与開始から時間が経っていても，本症例のように糖尿病を発症する可能性がある．
- ☑ 比較的若年であり，今後も長期に渡りステロイド治療が継続される予定であるため，今後も合併症予防目的に良好な血糖コントロールを目指す必要がある．

文献
1) 河野　茂，早田　宏（編）．レジデントのための呼吸器診療マニュアル，第2版，医学書院，東京，2014
2) 日本糖尿病学会（編・著）．糖尿病専門医研修ガイドブック，第7版，診断と治療社，東京，2017
3) 草鹿育代ほか．ステロイド糖尿病．総合臨床 2005; **54** (7)

各論：実践！　疾患別の対応法

18 結核

糖尿病×結核で注意すべきポイント

- 結核の予防のために HbA1c 7％程度の良好な血糖コントロールが大切.
- 高血糖が続くと結核の治療や予後が悪化する.
- 糖尿病治療薬と抗結核薬との併用中は，血糖変動に注意.

- 十分なエネルギー摂取とバランスのよい食事を行う.
- 食欲低下と体重減少に注意.
- NST などでチーム介入を.

- 心肺機能や ADL の維持のため運動は重要.
- 服薬直後や急性期は運動を控える.
- 無理せず適度な運動の継続を.

- 全身状態をみて抗結核薬の使用を選択.
- 服薬アドヒアランスに注意.
- 結核治療中はインスリン治療が望ましい.

糖尿病医が知っておきたい結核の基本

◆ 病態

　高齢糖尿病患者の増加とともに，結核の合併も増加傾向にある．結核患者の 5〜30％に糖尿病の合併があると報告されている[1]．また，高齢者結核の比率も上昇しており，2011 年の結核予防会の統計では，結核患者の半数以上は 70 歳以上であり，80 歳以上の患者が 30％以上を占めていた．高齢者の場合，結核が蔓延していた若いころに感染し，以後体内で休眠状態にあった結核菌が，免疫力の低下などにより活発化し，発病するケースが増えている．
　メタアナリシスでは糖尿病患者は糖尿病がない人と比べて，活動性結核に 3.11 倍なりやすく[2]，難治性の結核または死亡は 1.69 倍，再発は 3.89 倍きたしやすい[3]．糖尿病患者の結核については WHO でも警鐘を鳴らしており，日本でも，「高齢者」と「糖尿病患者」が結核のハイリスク集団とされている[4]．
　糖尿病患者でも高血糖の患者が結核感染をきたしやすい．高齢者 42,116 人の調査でも，HbA1c 7.0％以上の群は，HbA1c 7.0％未満の群と比べて，活動性結核に 3.11 倍，肺結核に 3.63

倍なりやすく，HbA1c 7%未満の糖尿病群は，糖尿病がない群と比較して結核発症のリスクは有意差を認めなかった[5]．高血糖状態では，白血球・マクロファージの機能低下，細胞性免疫能の低下，低栄養，サイトカイン（IFN-γなど）の産生低下などにより，易感染性になりやすいと考えられる．したがって，高齢糖尿病患者において良好な血糖コントロールを保つことは結核の発症を抑制しうることが示唆される．

結核を合併した糖尿病患者は体重減少や倦怠感といった非典型的な症状を示すことが多い[6]．高齢者ではツベルクリン反応などの免疫学的感染診断法に偽陰性が出やすく，感染の指標とはなりにくい．臨床的に結核を疑う場合には，抗酸菌塗抹検査，PCR，喀痰・吸引痰や胃液採取にて繰り返し培養を提出する必要がある[7]．

画像所見としては，糖尿病を合併した肺結核患者の約60%は空洞を有する中等度以上の症例と報告されている[8]．しかし，高齢化するにつれて空洞形成率が低下する[9]．非定型的な画像所見も増加し，肺炎や肺がんとの鑑別も必要になる．

◆ 治療のエッセンス

高齢糖尿病患者では結核の発症予防の点からも，良好な血糖コントロールの維持が重要．

自覚症状が非典型的なことも多いため，早期発見・早期治療にはまず結核の合併を「疑う」ことが重要．

併発疾患や服用薬剤などを含め，全身状態に個人差が大きいため，個々の病態に応じた治療法を選択する．

本人を含め家族や医療スタッフの教育・連携が重要．

糖尿病×結核は何が問題となるか？

結核感染時には，インスリン抵抗性の上昇やインスリン分泌低下を起こし，血糖値は上昇しやすくなる．血糖の上昇は感染に対する抵抗力を低下させる．さらに，結核治療時に使用する薬剤が血糖変動を引き起こし，結核治療の遷延や耐性菌の出現といった悪循環にいたる可能性が高い．

糖尿病×結核はこう治療する

食事療法はどうする？

結核を合併した高齢糖尿病患者では消耗のほか，嚥下障害，長期臥床などの様々な要因が低栄養を引き起こしやすい．栄養状態は結核の重要な予後因子とされ，低アルブミン血症がみられる後期高齢者の場合，死亡率も上昇することが懸念されている．また，体重減少は高齢2型糖尿病患者における活動性肺結核の独立した関連因子である[10]．

食事のバランスを保ち，十分な摂取エネルギー量を確保することが重要である．抗結核薬内服中は食欲低下をきたしやすいため，栄養補助食品を適宜導入することも有効である．栄養サポートチーム（NST）などの介入など，積極的な栄養療法の導入により，結核の予後改善が期待

できる[11].

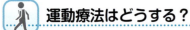
運動療法はどうする？

体力の低下は，結核の重症化をきたしうる．心肺機能やADLの維持のために，できる限り身体活動を保つことが望ましい．ただし，感染急性期の場合は，過度の運動は避ける．また，抗結核薬の治療開始後は，運動のタイミングにも注意が必要となる．服用後や注射直後には，副作用のリスクを減らすために1時間程度安静を保つ必要がある．

薬物療法はどうする？

結核の標準治療としては，初回の治療で薬剤耐性を認めない場合，イソニアジド（INH），リファンピシン（RFP），ピラジナミド（PZA），エタンブトール（EB）ないしはストレプトマイシン（SM）で，初期2ヵ月，後期4ヵ月という6ヵ月治療となっている．しかし，糖尿病患者では，通常の治療期間だと菌の陰性化が遅くなる可能性や，再発や再発時の耐性の頻度が高くなる可能性が指摘されており，日本結核病学会治療委員会では，糖尿病患者には治療期間を3ヵ月延長してもよいと勧告している．

高齢者においてはPZAによる肝障害が出現しやすい[12]．抗結核薬治療の2009年改訂の新基準では，80歳以上の症例ではPZAを含まないINH，RFP，EBまたはSMの3剤で治療することとしている．

高齢糖尿病患者は，併発疾患や臓器の機能，全身状態，社会的背景に個人差が大きいため，標準治療を行うかどうかは個々の状態をみながら検討する．結核治療は長期にわたるため，治療脱落や服薬アドヒアランス低下を防ぐ意味からも，介護者や医療スタッフと連携を取りながら教育・指導を継続していく必要がある．

また，RFPやINH，PZAは糖尿病治療薬の効果を減弱させることが示されている．抗結核薬と血糖降下薬との併用中は血糖変動が大きくなったり，糖尿病の悪化がみられたりする可能性がある．結核治療中は，食事療法，運動療法に加え，インスリンを用いて良好な血糖コントロールを維持することが望ましい．

Ⓐ 注意すべき糖尿病治療薬

影響を受ける 経口血糖降下薬	機序（酵素誘導）	血糖降下作用	AUC (area under the concentration-time curve) の 変化など
リファンピシンと糖尿病治療薬との相互作用			
SU 薬 　グリベンクラミド 　グリクラジド 　グリメピリド	CYP2C9	抑制	− 39% − 70% − 34%
グリニド 　ナテグリニド	CYP2C9・CYP3A4	抑制	− 24%
チアゾリジン誘導体 　ピオグリタゾン	CYP2C8	抑制	− 54%
DPP-4 阻害薬 　サキサグリプチン	CYP3A4/5	抑制	− 76%
SGLT2 阻害薬 　カナグリフロジン	CYP3A4	抑制	− 49%
ビグアナイド 　メトホルミン	CYP2C9	抑制	（相互作用はないとの報告もある）
イソニアジドと糖尿病治療薬との相互作用			
SU 薬 　トルブタミド	糖代謝の阻害，薬物代謝の遅延	抑制増強	（抑制・増強ともに認める）
ビグアナイド 　メトホルミン	糖代謝の阻害	抑制	−
ピラジナミドと糖尿病治療薬との相互作用			
ビグアナイド 　メトホルミン	機序不明	抑制	−

（Dooley KE, Chaisson RE. Lancet Infect Dis 2009; 9: 737-746 を参考に著者作成）

Ⓑ 使用が勧められる糖尿病治療薬

薬剤	理由
インスリン	○状態に合わせて微調整が可能 ○結核罹患時はインスリン治療が原則
GLP-1 受容体作動薬 　リラグルチド 　エキセナチド 　リキシセナチド 　デュラグルチド	○抗結核薬との相互作用は特に指摘されていない
DPP-4 阻害薬 （サキサグリプチン以外）	○チトクロム P450 系における代謝の影響は少ない
αグルコシダーゼ阻害薬 　ミグリトール 　ボグリボース 　アカルボース	○チトクロム P450 系に影響を及ぼさない ○体内にほとんど吸収されないため安全性が高い

各論：実践！疾患別の対応法

Case Study

73歳，男性．
【既往歴】肺結核（未治療）
【家族歴】母に糖尿病
【生活歴】独居．ADLは自立．喫煙：10本/day（20歳〜）
【経過】
　72歳時に，鼠径ヘルニア手術時の術前検査で陳旧性肺結核および糖尿病（空腹時血糖126 mg/dL，HbA1c 7.0%）を指摘された．当時身長164.5 cm，体重53.1 kg．網膜症や腎症は認めず，HbA1c値はビグアナイド250 mgの内服で6.5％前後となった．手術後は通院中断．
　73歳時，1ヵ月程度咳嗽や喀痰が持続したため当院外来受診．体重は51.7 kgと低下していた．血液検査ではWBC 8,100/μL，CRP 2.58 mg/dLと軽度炎症反応が上昇し，HbA1cは7.5％であった．胸部X線を施行したところ，1年前と比べ左上肺野の陰影が明らかに増強しており，体幹CTにて左上葉に空洞形成を認めた．喀痰検査でガフキー7号の排菌も認めたため，活動性の肺結核と診断．直ちに結核専門病院へ入院し，抗結核化学療法が施行された．治療開始から約3ヵ月で抗酸菌培養は陰性化した．結核改善とともに血糖コントロールも改善し，ビグアナイドの内服は中止．治療開始から5ヵ月後に退院となった．体重は53.7 kgへ戻り，HbA1cも服薬なしで6.9％となった．

❶まずはじめに考えること

　市中肺炎の発症・遷延，悪性腫瘍の出現，肺結核の再燃などが鑑別すべき病態として考えられた．

❷治療の実際

　INH 300 mg，RFP 450 mg，EB 750 mg，PZA 1,000 mgの標準治療が導入された．2ヵ月後にINH，RFP，EBの3剤に移行．高齢であること，糖尿病の合併があることから，標準治療より3ヵ月延長して合計9ヵ月の加療が実施された．すべての抗結核薬の感受性は良好であり，血糖値のコントロールは比較的安定していたことが，良好な経過につながったと考えられる．

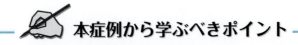
本症例から学ぶべきポイント

- ☑ 非典型的な症状であっても，結核を疑う必要があることを痛感した症例であった．
- ☑ 結核既往の病歴聴取，治療歴の有無など，問診が非常に重要となった．
- ☑ また，自覚症状が改善すると通院・内服を中断する傾向があったため，継続的な経過観察が必要であることを繰り返し指導していく必要があった．

文献

1) Ruslami R et al. Implications of the global increase of diabetes for tuberculosis control and patient care. Trop Med & Int Health 2010; **15**: 1289-1299

2) Jeon CY, Murray MB. Diabetes mellitus increases the risk of active tuberculosis: a systematic review of 13 observational studies. PLoS Med 2008; **5** (7): e152

3) Baker MA et al. The impact of diabetes on tuberculosis treatment outcomes: a systematic review. BMC Med 2011; **9**: 81

4) 弘擁正. 肺結核と糖尿病—国立療養所化学療法共同研究会第 29 次 B 研究報告. 結核 1989; **64**: 699-705

5) Leung CC et al. Diabetic control and risk of tuberculosis: A Cohort Study. Am J Epidemiol 2008; **167**: 1486-1494

6) Guptan ASA. Tuberculosis and diabetes: an appraisal. Ind J Tub 2000; **47**: 3-8

7) 赤川志のぶ. 高齢者の結核の現状と治療の実際. 日本老年医学会雑誌 2010; **47**: 165-173

8) 佐々木結花ほか. 高齢者結核症例の問題. 結核 2007; **82**: 733-739

9) 河津里沙ほか. 本邦における結核のリスク集団—人口寄与割合と優先政策に関する検討. 結核 2015; **90**: 395-400

10) Lin YH et al. Screening for pulmonary tuberculosis in type 2 diabetes elderly: a cross-sectional study in a community hospital. BMC Public Health 2015; **15**: 3

11) 阿部聖裕. 高齢者結核の治療上の問題点とその対策. 結核 2010; **85**: 891-892

12) 山本吉章ほか. 高齢者を対象とした抗結核薬の副作用発生に関する危険因子の検討. 結核 2008; **83**: 457-463

各論：実践！　疾患別の対応法

19　骨粗鬆症

糖尿病×骨粗鬆症 で注意すべきポイント

 血糖値
- HbA1c 7.5％以上で骨折が増加するとの報告がある．
- 高血糖により骨質が悪化すると高骨密度でも骨折しやすい．
- 血糖コントロールが同じでもインスリン使用者は骨折リスクが高い．

 食事療法
- エネルギー摂取制限による体重減少は骨量も減らす可能性がある．
- 副菜，特に魚介類がビタミンDの主たる摂取源である．
- 和食のエネルギー摂取制限はCa不足に陥りやすい．

 運動療法
- 適度な運動は転倒リスクと骨折リスクとを低下させる．
- 運動の目的はバランス感覚と反射神経とを保つことにもある．
- サルコペニアは糖尿病と骨粗鬆症を悪化させる．

 薬物療法
- 骨粗鬆症治療薬は糖尿病患者でも同様に有効である．
- 一部の糖尿病治療薬は骨折リスクを上昇させる可能性がある．
- 顎骨壊死・非定型骨折などの副作用が糖尿病患者では増加する傾向がある．

糖尿病医が知っておきたい 骨粗鬆症の基本

◆ 病態

　原発性骨粗鬆症が発症する原因としては，閉経，加齢，遺伝的素因（家族歴），生活習慣などによる．骨粗鬆症の発症率は加齢に大きく依存するため，超高齢社会の進行により原発性骨粗鬆症による脆弱性骨折の絶対数は増加の一途をたどっている．骨の物理学的強度を決定する要素として，骨量（骨密度）と骨質とがある（図1）[1]．骨量は硬組織の量的強度の決定因子のひとつであり，石灰化そのものが破綻した病態はくる病・骨軟化症として，過重部位に骨脆弱性を示すことが知られている．骨粗鬆症は，加齢・閉経などにより硬組織である骨からリン酸カルシウムが失われていき，量的強度が低下することにより骨脆弱性が増すことが，その病態の基本である．また，骨量の低下とともに，骨微細構造などのいわゆる骨質の低下も骨脆弱性に寄与すると考えられている．骨は常に合成（骨形成）と破壊（骨吸収）とを繰り返しながら構造を変化させ，その形状を変化させている．このリモデリングと呼ばれる新陳代謝を適正に繰り返していないと，骨質が悪化し骨強度は低下していく．一般に閉経後に骨粗鬆症が発症進展しやすい

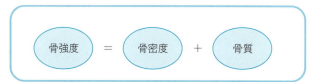

図1 骨強度を規定するのは骨密度と骨質である
(NIH Consensus Statement 2000; 17: 1-45 [1] より引用)

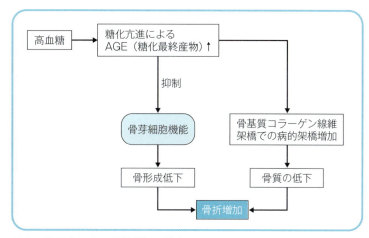

図2 糖尿病による骨折増加の機序

のは，エストロゲンの骨保護作用が急激に失われていくためで，特に骨吸収が骨形成に対して大となるので，骨量の減少が著しい．また，骨は重力ならびに運動により，常に機械的負荷（メカニカルストレス）がかかっていないと，骨量を維持することができない．そのため加齢による運動機能の低下，タンパク合成能の低下も骨強度を低下させる．

糖尿病患者では，骨量の低下とともに骨質劣化型の骨粗鬆症が増加すると考えられている（図2）．糖尿病患者では，糖化反応と酸化ストレスとが，骨質にも大きな影響を与えることが知られている．これは，石灰化の素地となるⅠ型コラーゲンの架橋部分に，終末糖化産物（advanced glycation end products：AGEs）のひとつであるペントシジンが病的架橋を形成することに代表される[2]．通常このような病的架橋は，新生骨が形成される際に除去されるが，糖尿病のように骨形成が弱められ，骨代謝回転が低下している状態では，病的（AGEs）架橋の蓄積が起きやすいと考えられている．

◆ 治療のエッセンス

原発性骨粗鬆症の診断基準は，骨折既往歴と骨密度で規定されている[3]（表1）．しかしながら，この2項目のみで治療適応を勘案すると，いわゆるグレーゾーンにあたる骨量減少域での骨折予防ができなくなってしまう．そのため，診断基準とは別に「薬物治療開始基準」が設けられ，家族歴（両親の大腿骨近位部骨折），臨床的危険因子による骨折リスク予測アルゴリズム（FRAX™）が判断材料として加えられている[4]（表2）．骨粗鬆症の治療薬は，ビスホスホネート

各論：実践！　疾患別の対応法

表 1　原発性骨粗鬆症の診断基準 2012 年改訂版

Ⅰ．脆弱性骨折あり
　1．椎体骨折または大腿骨近位部骨折あり
　2．その他の脆弱性骨折があり，骨密度が YAM の 80％未満
Ⅱ．脆弱性骨折なし
　　骨密度が YAM の 70％以下または− 2.5SD 以下

YAM：若年成人平均値その他の脆弱性骨折：軽微な外力によって発生した非外傷性骨折で，骨折．部位は肋骨，骨盤（恥骨，坐骨，仙骨を含む），上腕骨近位部，橈骨遠位端，下腿骨．
(Soen S et al. J Bone Miner Metab 2013; 31: 247-257 [3] より引用)

表 2　骨折の有無を基準とした骨粗鬆症の薬物治療開始基準

骨粗鬆症性骨折	骨密度（YAM 値）	その他の危険因子
大腿骨近位部骨折または椎体骨折		
上記以外の骨粗鬆症性骨折	80％未満	
骨折なし	70％以下	
	70％超え 80％未満	大腿骨近位部骨折の家族歴 FRAX の 10 年間の主要骨折確率 15％以上

YAM：若年成人平均値，FRAX：fracture risk assessment tool
（骨粗鬆症の予防と治療ガイドライン作成委員会．骨粗鬆症の予防と治療ガイドライン 2015 年版，ライフサイエンス出版，東京，2015 [4] を参考に著者作成）

表 3　薬効ごとのカテゴリー分類

	骨吸収抑制作用	骨形成促進作用	骨代謝補助作用
カルシウム薬	なし	なし	あり
女性ホルモン薬	あり	なし	なし
活性型ビタミン D_3 薬	一部あり	なし	あり
ビタミン K_2 薬	なし	なし	あり
ビスホスホネート薬	あり	なし	なし
SERM	あり	なし	なし
カルシトニン薬	あり	なし	なし
副甲状腺ホルモン薬	なし	あり	なし
抗 RANKL 抗体薬	あり	なし	なし

SERM：選択的エストロゲン受容体修飾薬，RANKL：receptor activator of nuclear factor κB ligand

---

薬に代表される骨吸収（破骨細胞による）抑制薬，テリパラチドに代表される骨形成（骨芽細胞による）促進薬，活性型ビタミン D_3 製剤に代表される骨代謝を補助する薬剤に大別される（表 3）．日本骨粗鬆症学会による薬剤ごとの骨折予防に関する有効性の評価は，椎体骨折，非椎体骨折，大腿骨近位部骨折それぞれに対してのエビデンスに基づいている [4]（表 4）．

糖尿病×骨粗鬆症 は何が問題となるか？

　糖尿病による糖化反応と酸化ストレスは，ともに骨代謝に悪影響を与え，骨折リスクを上昇させる．しかしながら，糖尿病による骨折リスクの上昇は，診断基準に用いられる骨密度では

表4 骨粗鬆症治療薬の有効性の評価一覧より抜粋

分類	薬物名	骨密度	椎体骨折	非椎体骨折	大腿骨近位部
カルシウム薬	L-アスパラギン酸カルシウム リン酸水素カルシウム	B	B	B	C
女性ホルモン薬	エストリオール	C	C	C	C
	結合型エストロゲン	A	A	A	A
	エストラジオール	A	B	B	C
活性型ビタミンD₃薬	アルファカルシドール・カルシトリオール	B	B	B	C
	エルデカルシトール	A	A	B	C
ビタミンK₂薬	メナテトレノン	B	B	B	C
ビスホスホネート薬	エチドロン酸	A	B	C	C
	アレンドロン酸・リセドロン酸	A	A	A	A
	ミノドロン酸	A	A	C	C
	イバンドロン酸	A	A	B	C
SERM	ラロキシフェン・バゼドキシフェン	A	A	B	C
カルシトニン薬	エルカトニン・サケカルシトニン	B	B	C	C
副甲状腺ホルモン薬	テリパラチド	A	A	A	C
抗RANKL抗体薬	デノスマブ	A	A	A	A

SERM：選択的エストロゲン受容体修飾薬，RANKL：receptor activator of nuclear factor κ B ligand
評価について：骨密度は上昇効果，骨折は抑制効果について評価Aは「効果あり」Bは「報告がある」Cは「報告がない」
(骨粗鬆症の予防と治療ガイドライン作成委員会．骨粗鬆症の予防と治療ガイドライン2015年版，ライフサイエンス出版，東京，2015[4])を参考に著者作成)

捕まえることができず，臨床的評価が困難である．また，糖尿病治療薬の一部に薬剤関連骨粗鬆症の原因となる薬剤があることも問題である[5]．生活指導において体重を減少させることは，糖尿病に関しては一般的には有利である．その一方，骨量維持に関しては体重減少が負に働く．また，栄養指導においてエネルギー摂取量がCa摂取量と正の相関をすることにも一定の配慮が必要となる．

糖尿病×骨粗鬆症はこう治療する

食事療法はどうする？

糖尿病患者で特に肥満を伴う場合には，エネルギー摂取制限により体重減少を図る．しかしながら，骨量のみに注目すると体重減少は骨密度の低下につながりやすい．その一方で，内臓肥満による体重増加は，大腿骨近位部骨折の増加と関連するとの報告もある[6]．そのため，過剰な減量を避け，タンパク質を十分にとって筋減少（サルコペニア）を避けることが重要である．また，エネルギー制限，特に副食を制限するとCaならびにビタミンD摂取量の低下につながりやすいため，乳製品を付加するなど，積極的にCa摂取量を増加させる努力が必要である[7]．

運動療法はどうする？

骨強度を維持するためには，周囲の筋肉によるメカニカルストレスを骨にかけることが必要である．さらに，転倒予防のためにバランス感覚の維持・筋力の維持・関節の柔軟性の維持，の3点が重要である．そのためには，まず転倒リスクの評価を行う．糖尿病患者は，合併する

網膜症・白内障などによる視力障害，神経障害による深部知覚異常，下肢を中心とした筋量の低下などにより転倒リスクが高まりやすい[5]．また，SU薬などのインスリン分泌促進薬やインスリン注射による薬剤性低血糖も大きく転倒リスクを上昇させてしまう．転倒に関するリスク評価を行ったうえで，運動指導を開始する．糖尿病に対する運動療法の主眼は，代謝改善にあり，また肥満の回避にある．その一方，骨粗鬆症の運動療法の主目的は，転倒予防と運動機能の維持にある．

薬物療法はどうする？

慢性疾患の薬物療法には，臨床的イベントの発症リスクを低下させる利益とともに，長期的な薬剤投与によるリスクを低減することが必要である．糖尿病関連骨粗鬆症は，糖化反応と酸化ストレスとにより，いわゆる骨質が低下する．特に低骨代謝回転となっている症例では，低骨質の骨を除去する速度が落ち，見た目の骨量に比較して，骨脆弱性が増すと考えられている．この骨質の低下を臨床的につかまえて，治療効果判定が行えればよいが，残念ながら臨床の現場で骨質の悪化・改善を日常的に評価しうる有用なツールは今のところ存在しない．

骨粗鬆症の治療においては，糖尿病患者でその有効性が変化する薬剤の有無が問題となるが，少なくとも骨粗鬆症治療薬の骨折予防効果については糖尿病の有無は関係しないと考えられている[8]．安全性の面では，骨吸収抑制薬のビスホスホネート薬や抗RANKL（receptor activator of nuclear factor κB ligand）抗体の長期間の使用が，顎骨壊死[9]や非定型骨折[10]のリスク増加につながるといわれており，十分な観察が必要である．ただし，ともにまれな有害事象であり，これらの有害事象をおそれて薬剤の使用を手控えるべきではないといわれている．

Case Study

76歳，女性．
【既往歴】50歳より高血圧症・高コレステロール血症．70歳時に両白内障の手術．同時に前増殖性網膜症に対する光凝固術施行．
【家族歴】両親の大腿骨近位部骨折歴なし
【生活歴】夫，息子夫妻と同居．ADLは自立．喫煙なし．飲酒なし
【経過】
55歳時より2型糖尿病と診断され，内服治療を続けていた．65歳時よりインスリン治療を開始している．75歳時に本人の希望によりDXA法による骨密度検査を施行したが，腰椎正面YAM（若年成人平均値）85％であり，骨量は十分に保たれていると判断された．
76歳時に自宅で転倒し強い背部痛を訴え救急外来受診．第1腰椎の圧迫骨折と診断された．骨折の前の月に測定された身長156 cm，体重73 kg，BMI 30．受傷時HbA1c 7.6％，タンパク尿は（2＋）であったが血清クレアチニンの上昇は認めなかった．網膜症の状態は安定し，視力・視野に問題はなかった．混合型インスリン1日36単位の自己注射とともに内服薬として，ピオグリタゾン15 mg，ボグリボース0.9 mg，アトルバスタチン10 mg，カンデサルタン8 mg/dayを用いていた．

❶まずはじめに考えること

骨量が保たれているにもかかわらず，臨床的圧迫骨折を認めたことより，糖尿病による骨質劣化傾向の強い生活習慣病関連骨粗鬆症をまず疑う．また，ピオグリタゾンによる薬剤関連骨粗鬆症も考慮すべきである．

❷治療の実際

疼痛管理のために，整形外科に依頼してコルセットを作製するとともに，続発性骨粗鬆症の鑑別診断を行った．甲状腺腫を認めず，またアルカリホスファターゼ値は正常であり高コレステロール血症もあるため，甲状腺中毒症は否定的．血清インタクト副甲状腺ホルモン値は18 pg/mL（基準値10〜65 pg/mL）と基準値範囲内の低値，血清・尿中のCa，P値に異常は認めなかった．DXA法により大腿骨頸部の骨密度を測定したところ，YAM 76%と骨量減少域であった．入院後疼痛は自制内となったため，再骨折予防のためにアレンドロン酸ナトリウム35 mg/週とアルファカルシドール1.0 μg/dayを開始した．また，骨形成を低下させる可能性が指摘されているピオグリタゾンを中止し，アログリプチン25 mg/dayに変更した．その後3年間再骨折は認めていない．

本症例から学ぶべきポイント

- ☑ 2型糖尿病患者では，過体重により見かけ上の骨密度が上昇することが多いため，骨折リスクが低く見積もられる危険がある．特に，本症例のようにインスリンを使用し，かつ糖尿病合併症が多いものは骨折のリスクが高いため，骨折予防に向けた指導が必要である．
- ☑ 動脈硬化による腹部大動脈石灰化を認めるものは，腰椎正面の骨密度が誤って高く計測されることもあるので，単純X線像とともに評価を行うべきである．

文献

1) NIH Consensus Development Panel on Osteoporosis Prevention, Diagnosis, and Therapy: Osteoporosis prevention, diagnosis, and therapy. NIH Consensus Statement 2000; **17**: 1-45
2) Saito M, Marumo K. Effects of Collagen Crosslinking on Bone Material Properties in Health and Disease. Calcif Tissue Int 2015; **97**: 242-261
3) Soen S et al. Diagnostic criteria for primary osteoporosis: year 2012 revision. J Bone Miner Metab 2013; **31**: 247-257
4) 骨粗鬆症の予防と治療ガイドライン作成委員会．骨粗鬆症の予防と治療ガイドライン2015年版，ライフサイエンス出版，東京，2015
5) 日本骨粗鬆症学会生活習慣病における骨折リスク評価委員会．生活習慣病骨折リスクに関する診療ガイド，ライフサイエンス出版，東京，2015
6) Meyer HE et al. Abdominal obesity and hip fracture: results from the Nurses' Health Study and the Health Professionals Follow-up Study. Osteoporos Int 2016; **27**: 2127-2136
7) Tomatsu E et al. Nutritional status of calcium and other bone-related nutrients in Japanese type 2 diabetes patients. Osteoporosis and Sarcopenia 2016; **2**: 94-98
8) Vestargaard P et al. Are antiresorptive drugs effective against fractures in patients with diabetes? Calcif

各論：実践！　疾患別の対応法

Tissue Int 2011; **88**: 209-214

9）顎骨壊死検討委員会. 骨吸収抑制薬関連顎骨壊死の病態と管理：顎骨壊死検討委員会ポジションペーパー 2016　http://www.perio.jp/file/news/info_160926.pdf［最終アクセス 2018 年 1 月 13 日］

10）Rizzoli R et al. Subtrochanteric fractures after long-term treatment with bisphosphonates: a European Society on Clinical and Economic Aspects of Osteoporosis and Osteoarthritis, and International Osteoporosis Foundation Working Group Report. Osteoporos Int 2011; **22**: 373-390

20 嚥下障害

糖尿病 × 嚥下障害 で注意すべきポイント

血糖値
- ADL，認知機能，合併疾患などを考慮してHbA1cの目標値を設定する．
- 低血糖のリスクが高く，シックデイの対応が重要となる．

食事療法
- 嚥下機能に応じて調整食を給食する．
- 経腸栄養では体格に応じたエネルギー量に設定する．
- 誤嚥性肺炎が疑われた場合には食事を一時中止する．

運動療法
- 嚥下リハビリテーションを行い，嚥下機能を維持できるよう努める．

薬物療法
- 錠剤が飲みにくい場合がある．
- 低血糖リスクの高い薬剤，服用回数の多い薬剤は使いにくい．

糖尿病医が知っておきたい 嚥下障害の基本

◆ 病態

嚥下障害の原因疾患としては，脳血管障害（24％），加齢変化（16％），合併症による体力低下（23％），神経筋疾患（14％），認知症（15％）など多岐にわたる[1]．一方，高齢者では，低栄養などで筋肉量が減少したことに起因する場合も多く，サルコペニアは摂食嚥下障害が生じると独立した因子として考えられている[2]．高齢者が嚥下障害を有すると，脱水や低栄養につながりやすく，各々の症例に応じた食事形態や人工栄養の方法を選択する必要がある．

◆ 治療のエッセンス

嚥下障害はまず原疾患の治療を行う．一方で加齢変化としての嚥下障害は味覚の減衰，唾液量の低下，咽頭筋の廃用，頸椎可動性の低下などから生じるものであり，根本的な改善は難しく，対症的，代償的なアプローチが主となる．また気管切開や誤嚥防止手術など耳鼻科的な手術を行う場合もある[3]．

糖尿病×嚥下障害は何が問題となるか？

　ADLや認知機能が低下している症例が多いので，HbA1cの目標は2016年に日本糖尿病学会と日本老年医学会が合同で発表した「高齢者糖尿病の血糖コントロール目標」に従って目標値を決定する[4]．経口摂取が維持されている場合と経腸栄養に移行している場合では，薬剤選択の考え方が異なってくる．

　経口摂取が維持されている場合には，嚥下障害があることにより摂取量にむらがある場合があり，それに伴って血糖値も不安定になる．そのような状況を見越したうえで低血糖への対応が必要である．また錠剤が飲みにくい場合があり，服薬そのものも誤嚥のリスクがあるので，服薬回数が多い薬剤は使いにくく，できるだけ服薬回数の少ない薬剤の選択が望ましい．急性期の疾患に罹患し，食事が摂れなかったり，誤嚥して熱発しているようなシックデイへの対応も重要となる．

　経腸栄養剤を使用している場合は，経口摂取している場合に比して，糖質の吸収が早く急激な血糖上昇をきたす[5]．軽度の血糖上昇にとどまる場合には経口血糖降下薬が使用可能であるが，コントロール不良の場合にはインスリン治療を行う．糖質調整栄養剤の使用や投与速度の調整も考慮する．経腸栄養をしている症例の多くは療養病院や施設での介護となるが，その場合は服薬が管理されるため，治療のアドヒアランスは良好であることが多い．一方で経管栄養を受けていても，経口栄養を続けている症例に比して必ずしも誤嚥性肺炎のリスクは低下しないということが知られている[6]．また急性期疾患の合併をきっかけとした高血糖高浸透圧症候群（HHS）の発症にも十分に注意を払う必要がある．急性期の疾患に罹患した場合には経腸栄養を一時中止する必要がある場合があり，併せて血糖降下治療の調整も必要となる．

　急性期疾患などによる絶食期間が長引いた場合には，栄養再開時にrefeeding症候群を起こさないように注意が必要である．現体重あたり5〜10 kcal/kg/dayから栄養投与から始め，血糖値や電解質（K, Mg, P）を密にモニタリングしながら徐々に増量する[7]．

糖尿病×嚥下障害はこう治療する

食事療法はどうする？

　経口摂取例では，嚥下機能に応じた食事形態をとる必要がある．適切な食事形態の判断には嚥下内視鏡検査や嚥下造影検査による嚥下機能評価を行う場合も多い．嚥下調整食を摂取する場合には，むしろカロリー不足になることが多く，低栄養になりやすいので注意が必要である．

　一方で経腸栄養では体格に応じたエネルギー量（25〜30 kcal/体重/day）に設定する．糖質調整栄養剤の使用や投与速度の調整も考慮する．

　また，糖尿病が歯周病を増悪させることもあり，口腔内衛生状態が悪い場合がある．嚥下障害の合併により，食物残渣が口腔内に残りやすくなることなどが合わさることで，さらに口腔内衛生状態が悪化する．これらは誤嚥性肺炎のリスクになりうるので，看護師や歯科の協力も得て，口腔内衛生を保っておく．

運動療法はどうする？

廃用が進んでいたり，麻痺や筋力低下が合併している場合には運動療法の効果が限定的である．安全に運動可能な患者であれば，1日15～30分程度の有酸素運動や，屋内でのレジスタンス運動を勧める．その際にインスリンやSU薬，グリニドなどの低血糖リスクの高い薬剤を服用している場合には空腹時の運動は避けるように指導する[5]．また，高齢者は口渇感が乏しいので，脱水や熱中症には注意する．嚥下障害の進行した症例では，廃用によってそれ以上進行させないために言語聴覚士や看護師とともにfree water protocol（口腔内衛生が保たれていれば食後30分以後の飲水を許可する方法）などを参考に適切な嚥下リハビリテーションは継続するべきである．

薬物療法はどうする？

一般的な糖尿病治療とは異なり，食事療法，運動療法の十分な実施は困難なケースが多く，その場合には薬物療法が重要となる．まずは前述の「高齢者糖尿病の血糖コントロール目標」により各々の症例の目標HbA1cを確認し，それに到達するような血糖コントロールを行う．嚥下機能が悪い症例に対して経口血糖降下薬を使用する場合は，摂食量・飲水量が安定しているかどうかが重要となる．低血糖リスクの高いSU薬は使用をできるだけ回避することが望ましく，摂取量が安定している症例に使用する場合でも，できるだけ少量の使用にとどめる．高齢者糖尿病に特有とされる食後血糖の是正にはグリニドやαグルコシダーゼ阻害薬が有効である．1日3回の服用である点と食直前の投与のため，アドヒアランスの維持に配慮する必要がある．DPP-4阻害薬は，低血糖のリスクも少なく，服用回数も少ないため，嚥下障害のある患者にも使いやすい薬剤である．またGLP-1受容体作動薬も，低血糖のリスクが少なく，注射回数も少なく，使いやすい薬剤であるが，食欲の低下などには注意が必要である．

嚥下機能を向上させ，誤嚥を予防する薬剤としてはACE阻害薬，アマンタジン，プレタール，カプサイシン，ガスモチン，半夏厚朴湯などが知られている．ACE阻害薬はカリクレイン・キニン系においてブラジキニンやサブスタンスの分解を阻害することで咳反射・嚥下反射を亢進させ，不顕性誤嚥および誤嚥性肺炎を予防することが知られている[8]．

Ⓐ 注意すべき糖尿病治療薬（有効であるがリスクの観点から使用には注意を要する治療薬）

薬剤	理由
SU薬	○低血糖リスクが高く，使用する場合でも摂取量が安定している症例（または経腸栄養の症例）に対して少量使用することが望ましい
グリニド	○食後血糖の是正には有効であるが，1日3回食直前の服用であり，服薬アドヒアランスに注意する必要がある
αグルコシダーゼ阻害薬	○食後血糖の是正には有効であるが，1日3回食直前の服用であり，服薬アドヒアランスに注意する必要がある

Ⓑ 使用が勧められる糖尿病治療薬

薬剤	理由
DPP-4阻害薬	○低血糖リスクが低く，摂取量の安定しない症例でも血糖値の日内変動を抑えられる．服薬回数も1日1回もしくは週1回である
GLP-1受容体作動薬	○低血糖リスクが少ない．また1日1回もしくは週1回の注射薬であり，介護者による注射も可能である

各論：実践！ 疾患別の対応法

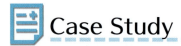

> 85歳，男性．身長158cm，体重40kg
> 【主訴】呼吸困難
> 【既往歴】糖尿病，認知症，骨粗鬆症，胃潰瘍，心房細動，洞不全症候群（アブレーション後），脂質異常症
> 【生活歴】夫婦二人暮らしで妻が介護，要介護1，車いす・入浴介助，週2回訪問リハビリテーション介入
> 【経過】
> 　近医かかりつけであり，糖尿病に関してはDPP-4阻害薬に加えてαグルコシダーゼ阻害薬とグリニドの投与が行われていた．当院では認知症，骨粗鬆症のため外来フォローしていた．1ヵ月前より痰のつまった呼吸をしており，2～3日前から症状悪化し，呼吸困難感，全身倦怠感が出現．家族が救急要請し，当院救急外来に搬送された．来院時のSpO₂は経鼻5Lで99％．両下肺に湿性ラ音を聴取し，CT上も背側優位の肺炎像みとめ，誤嚥性肺炎の診断にて緊急入院となった．

❶まずはじめに考えること

　認知症の進行による摂食障害に加え，廃用が進んだことによる嚥下機能の低下，およびそれらを原因とする誤嚥性肺炎と考えられた．

❷治療の実際

　誤嚥性肺炎に対してはアンピシリン・スルバクタムの経静脈投与により速やかに軽快したが，MMSEの得点が12/30と進行した認知症があり，入院当初から経口摂取はできない状況であった．急性期は経鼻胃管により栄養を摂取した．家族と相談のうえ，胃瘻を作製し，人工栄養を行っていく方針となった．消化器内科により胃瘻作製が行われ，有料老人ホームに入所した．
　肺炎の急性期で絶食補液の期間は，薬剤を使用しなくても血糖のコントロールは良好であった．尿中Cペプチドを測定し，62μg/dayとインスリン分泌能は保たれていることがわかった．経鼻胃管による栄養開始時にDPP-4阻害薬のみ内服再開とした．高齢糖尿病患者の血糖コントロール目標に照らし，カテゴリーⅢに相当すると考えられたため，目標値はHbA1c 8.0％未満とした．さらに投与カロリー量の増加に伴って，空腹時血糖が200を超えたところでSU薬を少量導入した．体格に見合った栄養（1,200kcal/day）に到達した時点で，昼食前血糖値が200後半となったため朝食直前のみαグルコシダーゼ阻害薬を投与した．その後は，空腹時血糖値が130～150，食後血糖値が180前後で安定したため低血糖リスクの高いSU薬は中止し，血糖値に変動がなかったので，退院時処方としてはDPP-4阻害薬とαグルコシダーゼ阻害薬の朝のみの投与とした．
　それらとともに言語聴覚士や看護師，歯科医師の協力のもと，free water protocolなどを参考に嚥下リハビリテーションを継続し，残存する嚥下機能の維持，誤嚥性肺炎の再燃予防に努めた．

本症例から学ぶべきポイント

- ☑ ADL，認知機能に合わせてHbA1cの目標を設定し，それを達成するように血糖値をコントロールする．
- ☑ 肺炎などの治療によって，食事の中止や経腸栄養の開始など摂取カロリーが変化するので，それに合わせて経口血糖降下薬を調整していく．
- ☑ 口腔内衛生に注意を払い，誤嚥性肺炎の再燃を予防する．
- ☑ 低血糖リスクの高い薬剤は避け，服薬回数の少ない（1日1回など）とする．

文献

1) 西山耕一郎．診療所における嚥下障害患者紹介例の検討．嚥下医学 2012; **1**: 68-76
2) Maeda K, Akagi J. Sarcopenia is an independent risk factor of dysphagia in hospitalized older people. Geriatr Gerontol Int 2016; **16**: 515-521
3) 西山耕一郎．高齢者の嚥下障害診療メソッド，中外医学社，東京，2014
4) 日本糖尿病学会（編・著）．糖尿病治療ガイド2016-2017．文光堂，東京，2016
5) 日本糖尿病学会（編・著）．糖尿病専門医研修ガイドブック，第7版，診断と治療社，東京，2017
6) Feinberg et al. Prandial aspiration pneumonia in an elderly population followed over 3 years. Dysphagia 1996; **11**: 104-109
7) http://www.nice.org.uk/ ［最終アクセス 2018年1月13日］
8) 日本老年医学会（編）．健康長寿診療ハンドブック，メジカルビュー社，東京，2011

各論：実践！ 疾患別の対応法

21 排尿問題（頻尿，尿失禁）

糖尿病×排尿問題で注意すべきポイント

- 高浸透圧利尿を抑え，神経障害の進展を防ぎ，過活動膀胱（OAB）の発症や神経因性膀胱を生じさせないためには，HbA1c 7%未満の良好な血糖コントロールが大切.

- 肥満，多飲の習慣を是正し，就寝前の食事，飲酒を控え，夜間頻尿をきたさないようにする.

- 運動により減量に努めるとともに，骨盤底筋訓練も重要.

- 薬物療法を開始する前に，残尿，前立腺の腫大の有無を確認！
- 排尿問題を引き起こす内科的疾患に対処.

糖尿病医が知っておきたい排尿問題の基本

◆ 病態

　頻尿や尿意切迫感，尿失禁などの下部尿路症状は，治療可能であるにもかかわらず，患者本人が我慢したり，恥ずかしがって言わないことが多い．食生活上，ジュース，酒類などを多飲する習慣，さらになかに含まれるカフェインやアルコールの利尿作用は，夜間頻尿を増悪させる．また，糖尿病をはじめとして，高血圧や肥満などを合併することで，疾患それ自体，またはその治療薬により多尿となり症状は増悪する（図1）．内臓脂肪蓄積による肥満は，腹圧性尿失禁を引き起こすことも報告されている．高齢者にとって，男性では前立腺肥大症が，女性では腹圧性尿失禁が問題になるが，さらに性別を問わず過活動膀胱（overactive bladder：OAB，急に尿がしたくなり，我慢が難しい感じ）や機能性尿失禁（身体機能の低下によりトイレに間に合わない，下着の上げ下げに不自由なため失禁）により，著しくQOLが下がる（図1）．

　糖尿病の合併症として，神経障害（自律神経障害）の終末像として膀胱機能障害（低緊張膀胱，神経因性膀胱）をきたす[1]．残尿により膀胱にいつも尿がたまった状態となるため，5〜10分おきに頻尿と尿漏れが生ずる（溢流性尿失禁）．一方OABは，たとえ失禁をきたさなくても（dry OAB）患者のQOLを低下させる．疫学調査では，日本のOABの有病率12.4%に対し[2]，糖尿病患者では24.2%と約2倍であり，年齢（65歳以上），および症候性糖尿病神経障害はOABの独

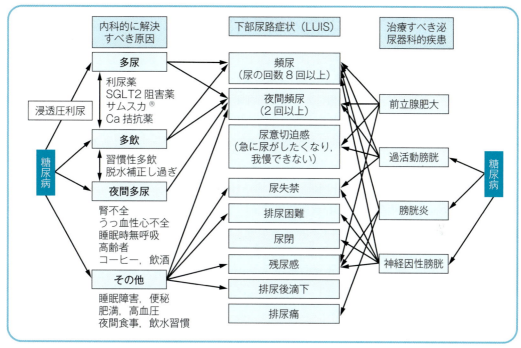

図1 排尿問題に関連する症状と原因疾患，糖尿病との関係

立した関連因子であった[1]．さらに，コントロール不良の糖尿病患者では，多尿，夜間多尿をきたす食生活習慣があり，さらに高血糖による浸透圧利尿により多尿になることで，前立腺肥大症やOABがなくても頻尿や夜間頻尿をきたす（図1）．

◆ 治療のエッセンス

高血糖による浸透圧利尿を抑え，合併症の進展を阻止するためには，HbA1c 7%未満を目標とすべきである．多飲による多尿をきたさないよう食生活上の問題を改善する必要がある．

薬物療法としては，尿道抵抗と排尿筋収縮力，活動性を調節する薬剤で症状を緩和する．すでに日本排尿機能学会や日本泌尿器科学会などにより，一般医向けに診療ガイドラインが出ている[3〜6]．

糖尿病×排尿問題は何が問題となるか？

前立腺肥大症やOABがあると，尿意切迫感と尿失禁のため，いつもトイレを気にしていなければならず，水分を控え過ぎて脱水になったり，まとまった運動療法の妨げになる．神経因性膀胱を見逃し，尿漏れをオムツで対処していると，水腎症，腎後性腎不全，尿路感染から敗血症にいたり，さらに耐糖能を悪化させ，生命予後にもかかわってくる[1]．

各論：実践！ 疾患別の対応法

糖尿病×排尿問題はこう治療する

食事療法はどうする？

　①適度な飲水制限，飲み過ぎ注意（多尿対策）：熱中症対策や，SGLT2阻害薬服用時のrecommendation（尿糖排泄促進作用により浸透圧利尿があり，1日約200〜600 mL尿量が増えるため）により，脱水予防のため水分を強迫観念的に摂り続けてしまう例も出てくるおそれがある．岡本らのレビューによれば，脱水は脳梗塞を惹起する原因のひとつではあるが，必要以上に水分を摂って脳梗塞や心筋梗塞を予防できるとする証拠はなかった[7]．起床直後と夕食直後の体重差が1 kg程度になるよう適度に調節するとよい（図2）．

　②午後3時以降の飲水制限（夜間頻尿対策）：高齢になると，夜間の抗利尿ホルモンの分泌が減少してくるので，昼間に比し夜間尿量が多くなる．

　③コーヒー，お茶，飲酒の制限（多尿，夜間頻尿対策）．

　④便秘改善（尿失禁，排尿困難対策）：食物繊維を多く含む食品をしっかり摂るよう指導する．

運動療法はどうする？

　食事と運動による減量は，過活動膀胱症状や女性の尿失禁の改善させる．また，腹圧性尿失禁や切迫性尿失禁に対し，ガイドラインでは骨盤底筋訓練（人前でおならが出そうになったときに，肛門をぎゅっと締めてこらえる感覚を身につける）が推奨されている[3,4,6]．

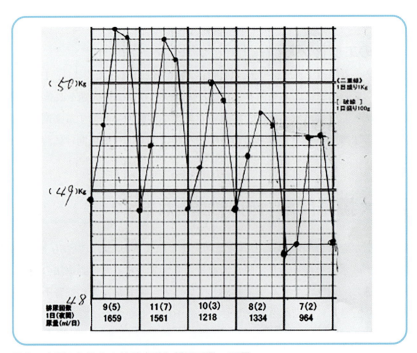

図2　症例の入院中の体重変動と排尿回数，尿量

薬物療法はどうする？

投薬する前に，まず腹部超音波検査で残尿測定と男性では前立腺の腫大があるかを検査し《残尿量，前立腺容積（mL）＝［左右径（cm）×上下径（cm）×前後径（cm）］/2，残尿は100mL未満，前立線腫大30mL以上》，残尿のないことを確認する．

排尿困難，尿閉，残尿を主体とする症状に対して，尿道抵抗を減弱させる薬剤，$α_1$受容体遮断薬を第一選択薬として使用する[3]．高齢男性で前立腺肥大症を合併している場合，初期症状は頻尿や尿意切迫感であるが，$α_1$受容体遮断薬の効果で尿道抵抗が減弱すると症状はかなり改善される．他に前立腺肥大症のみを適応をする男性ホルモン5α還元酵素阻害薬，PDE阻害薬がある[3]．

頻尿，夜間頻尿，尿意切迫感を改善する第一選択薬剤に抗コリン薬がある．ほかに，交感神経$β_3$受容体活性薬も使用できる[6]．

これらの薬剤の代謝経路と経口血糖降下薬，インスリン，GLP-1受容体作動薬とは交差しないため，治療上併用した場合に相互作用は指摘されていない．SGLT2阻害薬は，脱水予防のため適度に水分補給を指導する必要がある．

自律神経障害をきたした糖尿病患者では，サブタイプ非選択的$α_1$受容体遮断薬の処方の際，めまい，起立性低血圧の症状が増悪するおそれがあり，注意を要する．

糖尿病患者は白内障の合併が多い．$α_1$受容体遮断薬を服用中の患者で，眼科手術時に術中虹彩緊張低下症（intraoperative floppy iris syndrome：IFIS）の発症が報告されている．日本におけるIFISの発生率は1.1％，$α_1$受容体遮断薬服用例におけるIFIS発生率は，タムスロシン服用例では43.1％であり[3]，特にタムスロシンを服用している患者が白内障手術を受ける場合は注意を要する．

 # Case Study

74歳，女性．

【主訴】夜間頻尿．夜トイレに間に合わない程頻尿あり近医受診．空腹時血糖値236mg/dL，HbA1c 9.1％のため，当院紹介入院となる．日中より，夜間にたくさん尿が出て回数も多い．

【家族歴】母親が糖尿病．飲酒：なし．タバコ：10本40年間．1日ペットボトル2〜3本のお茶．

身長153cm，体重48.5kg．アキレス腱反射両側陽性，振動覚12/12秒．CCr 67.4mL/min．尿中Alb 4.5mg/day．腹部超音波で尿路系異常なし，残尿なし．

【経過】

入院後：1,200kcal糖尿食と1日1万歩の散歩．αグルコシダーゼ阻害薬とメトホルミン投与し8日目（30日）の空腹時血糖値108mg/dL，食後2時間値146mg/dL．

❶まずはじめに考えること

尿路感染がないか，入院前の口渇による多飲が習慣化して，血糖値が落ち着いたあとも水分

各論：実践！　疾患別の対応法

の摂り過ぎになっていないかチェックする．

❷治療の実際

図2に示すように，起床直後と夕食直後の体重の変動幅が1.5kgを超えており，多飲が示唆された．運動後の飲水量を調節するよう指導した所，夜間尿回数が減り，体重変動幅も1kg程度に落ち着いた．しかし，夜間尿回数は2回ほどあり，OABと診断し，抗ムスカリン薬のフェソテロジン4mg投与し，夜間尿は1回になり不眠感は軽減した．

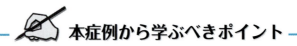
本症例から学ぶべきポイント

☑ 糖尿病患者の夜間頻尿では，まず血糖値を落ち着かせること，多飲の習慣を是正すること，腹部超音波で残尿がないこと（男性では前立腺肥大の有無も）を確認したうえで，頻尿があるか評価し薬物療法を行うことが肝要である．

文献

1) Ikeda M et al. Prevalence of overactive bladder and its related factors in Japanese patients with diabetes mellitus. Endocr J 2015; **62**: 847-854
2) 本間之夫ほか．排尿機能学会による疫学調査2002年．日本排尿機能学会誌 2003; **14**: 266-277
3) 日本泌尿器科学会（編）．男性下部尿路症状・前立腺肥大症診療ガイドライン，RichHill Medical，東京，2017
4) 日本排尿機能学会女性下部尿路症状診療ガイドライン作成委員会（編）．女性下部尿路症状診療ガイドライン，RichHill Medical，東京，2013
5) 日本排尿機能学会夜間頻尿診療ガイドライン作成委員会（編）．夜間頻尿診療ガイドライン，Blackwell Publishing，東京，2009
6) 日本排尿機能学会過活動膀胱診療ガイドライン作成委員会（編）．過活動膀胱診療ガイドライン，第2版，RichHill Medical，東京，2015
7) 村岡菊夫ほか．水分を多く摂取することで，脳梗塞や心筋梗塞を予防できるか？システマティックレビュー．日本老年医学会雑誌 2005; **42**: 557-563

22 歯周病

糖尿病×歯周病 で注意すべきポイント

- 歯周病は感染症で，それにより生じる炎症が本態である．高血糖の場合は易感染性となるので，糖尿病患者は歯周病に罹患しやすく，また重症化する．
- 歯科治療により口のなか（口腔内）の歯周病や他の口腔内疾患に存在する感染源をなくすよう務める．
- 歯周治療などの歯科治療を受ける時間帯としては血糖値が安定している早朝や食後の時間帯などが望ましい．
- 歯周病の治療による口腔内の炎症の改善は，HbA1cの改善にも寄与する．
- 観血的歯周治療を受ける場合は，HbA1cが7.0％未満であることが望ましい．

- 歯周病により歯を喪失していると食生活に偏りが生じ，栄養のバランスの取れた食事ができない場合があることに留意する．
- 食事療法がうまくいかない患者に対しては口腔内の状態をチェックする．

- 歯周病を有する糖尿病患者に対する特別な運動療法はない．
- 糖尿病への対応のための適度な運動療法を継続する．

- 歯周治療は感染源の除去，すなわち歯周病の原因菌の排除とそれによる病変部の消炎を主目的とする．重度な症状の場合，消炎鎮痛薬の投与や抗菌療法も有用である．
- 高齢者でSU薬で治療を受けている患者へのNSAIDsの投与は，血糖降下作用を強めるとともに，消化管出血のリスクを高めるという報告もあり，漫然投与は避けるべきである．
- SU薬の血糖降下作用が抗菌薬によって増強されるという報告もある．

糖尿病医が知っておきたい 歯周病の基本

　日本においてわれわれが歯を失う原因疾患のトップは歯周病で[1]，齲蝕（むし歯）の有病率は減少してきている．その歯周病の有病率は20～44歳ですでに70％に達し45～59歳では80％を超える．そのなかでより進行した歯周病に罹っている人は55～84歳で40％を超える[2]．このことから，多くの日本人は歯周病を有しているとともに，若年期に歯周病を予防せず，罹患しても早期治療をせず，年齢とともに悪化させている傾向がうかがえる．

各論：実践！　疾患別の対応法

◆ 病態

歯の周囲には歯を支える構造として，歯肉（歯茎），歯槽骨，歯根膜，セメント質と呼ばれる歯周組織が存在する．歯周病はこれらの歯周組織が細菌感染で惹起された炎症で破壊される疾患である（図1）[3]．

原因はデンタルプラーク（以下プラーク）．これは齲蝕（むし歯）の原因でもあり，それらの原因細菌が共凝集している状態である．それゆえ，バイオフィルムとも呼ばれる．

プラークが歯肉の境目の歯面に形成されると，歯周病原細菌の歯肉への感染が生じ，数日から1週間程度で歯肉に炎症が生じる（図1）．さらにこのプラークを放置すると，唾液や血液のなかの無機質成分が吸着してプラークが石灰化して歯石となる．この歯石は，強固に歯に付着しプラークが付着しやすい環境を提供し，さらに炎症が拡大する悪循環が繰り返される．

歯周病の進行プロセスとして健康な口腔内では歯肉が珊瑚色で引き締まっているのに対し，歯周病の初期症状での「歯肉炎」は，歯肉の一部が発赤，腫脹している．さらに進行すると，次の段階の「歯周炎」に移行する（図1）．この段階では歯肉腫脹部が大きくなり歯を支える歯周組織が破壊されるので，歯の動揺も進む．そのため食事が満足にできない，歯と歯の間に空隙ができるなどの重篤な症状になり，最後には歯が自然脱落する．

歯周病の原因は局所だけでなく，その他，様々な危険因子（リスクファクター）があり，糖尿病患者や喫煙者では歯周病の症状が重篤となることが知られている[3]．これらのことから，歯周病は食習慣と喫煙と関連する生活習慣病とも位置づけられ，歯周治療に際して食事指導，禁煙支援などを行う必要がある．

また近年，歯周病患者において冠動脈疾患や心内膜炎，脳梗塞，誤嚥性肺炎，早産・低体重児出産の発症頻度が高く，さらに糖尿病患者での血糖値コントロールが困難になる傾向にあることが報告された．他にも歯周病と肥満，関節リウマチ，非アルコール性脂肪肝炎（NASH），

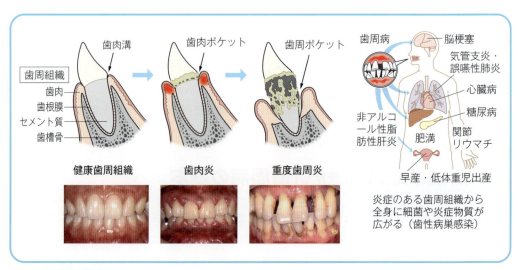

図1　歯周病の進行
　歯周病は慢性的に進行し，歯肉炎から歯周炎になり，その際に炎症のある歯周組織から歯周病原細菌や炎症物質が持続的に全身に運ばれ，全身疾患のリスクとなる（歯性病巣感染）．

腎臓病, 一部のがんなどとの関連も報告されている[3] (図1).

その機構には歯の周りの組織, 歯周組織における慢性炎症の存在とその持続があり, 炎症病変部位の歯周病原細菌, それらの細菌の内毒素, 炎症メディエーター(炎症性サイトカイン・プロスタグランジン E_2 (PGE_2)), CRP などが歯肉の毛細血管から血流を介して全身に供給される経路が考えられている (図1).

🔷 治療のエッセンス

歯周病の治療の基本は, まずバイオフィルムであるプラークのブラッシングによる破壊と除去である(プラークコントロール). さらにプラークが石灰化した歯石の除去, スケーリング・ルートプレーニングを行う. また病態に応じ, 消炎鎮痛薬や抗菌薬の投与を併用する.

進行した歯周病に対しては歯肉を切開・剝離して治療を行う歯周外科手術や再生療法を行う場合もあるが, 患者本人のプラークコントロールがきちんと持続されていることが大前提となる.

このように歯周病の治療も糖尿病治療と同じく, 自己管理が大切となる.

糖尿病✕歯周病 は何が問題となるか？

a) 糖尿病が歯周病に与える影響

1型(若年型), 2型(成人型)糖尿病患者で歯周病の罹患率が高く, 重篤傾向となることが示され, 現在では糖尿病の6番目の合併症が歯周病である[4].

糖尿病患者では歯周組織局所で高血糖で増殖しやすい歯周病原細菌の関与が考えられることに加え, 歯肉の微小血管障害, 細菌に対抗する好中球などの機能抑制による組織の免疫抵抗力の低下で歯周病原因菌に対し易感染性となること, 高血糖による歯肉コラーゲンの合成阻害, 歯根膜線維芽細胞の機能異常などで組織修復能力が低下することが, 歯周病の発症率が高いことと歯周病悪化につながるとされる (図2)[4]. さらに終末糖化産物 (advanced glycation end products：AGEs) や脂肪細胞から分泌される生理活性物質であるアディポサイトカイン (アディポネクチン, レプチン, TNF-α など) の炎症増強への関与なども考えられる.

b) 歯周病が糖尿病に与える影響

その反対に糖尿病患者において歯周病の放置により, インスリン抵抗性が高まり糖尿病が悪化するが, 歯周病の治療を行うと, 歯周組織の状態改善に伴い, 血糖値のコントロールが良好になることが報告されている (図2)[4~10].

歯周病が糖尿病に影響する機序として, 歯周病罹患組織で産生された炎症性サイトカインや他の炎症物質が血中を介して体内に広がると, インスリンの標的臓器である肝臓, 脂肪細胞, 筋肉などによる糖代謝が阻害され, インスリン抵抗性が高まることが考えられている (図2).

よって,「歯周病⇔糖尿病」という双方向の関係があり, それに的確に対応することが両方の疾患の治療や管理に大きくかかわる. これまで歯周病の治療で歯周組織の炎症が消退すると, 血中の炎症性サイトカインや HbA1c の減少につながる[4~10] ことが報告されている. 特に近年

各論：実践！　疾患別の対応法

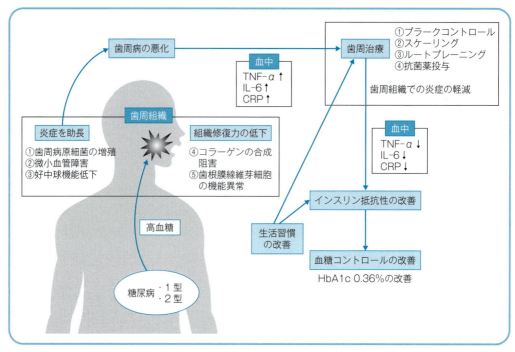

図2　糖尿病と歯周病との関係
　相互関係がある．糖尿病患者では歯周病が重篤となり，歯周病を放置すると血糖値コントロールが困難となる．また歯周治療は血糖値改善の一助となる．

　のメタアナリシスでは，2型糖尿病患者のHbA1cは歯周治療前と比較して治療後は平均して0.36％減少することが示され[10]，糖尿病管理には口腔内管理が必要であることを示すエビデンスのひとつとなっている（図2）．またその際，抗菌薬併用が効果的であり，歯周治療による炎症のマーカーである血中のCRP値の監視も重要であることが示されている[9]．
　すなわち様々な合併症を有する糖尿病の治療は歯周病の重篤化を抑制できるとともに，歯周病治療は血糖値改善に貢献することから，これらの相互関係の認識は，健康寿命延伸に深く関係する重要なキーワードのひとつと考えられる[4]．

糖尿病×歯周病はこう治療する

食事療法はどうする？

　糖尿病患者で栄養指導を受けていても，歯周病で歯肉の炎症による腫脹や疼痛があったり，歯を喪失している場合は，咀嚼能率（食べ物を食べる能力）が著しく低下していることに留意すべきである．歯の本数が20本以上ある場合とそれ未満の場合とを比較すると，「何でも噛んで食べることができる能力」が著しく低下する[11]．すなわち歯の本数が減少すると野菜などを噛み切ったり，硬い食物を磨りつぶしたりしにくくなるため，炭水化物などの軟らかい食物摂取になりがちで，また食材の味覚が伝わりにくくなるため味の強い食物を好むようになり，食事療法の障害となる．食事療法が円滑に行かない患者に対しては，一度口腔内の状況を確認する

必要がある．

　また，栄養バランスの取れた食事は，他の疾患同様，歯周組織の防御力を高めるためにも必要である．

 運動療法はどうする？

　歯周病を有する患者に対する特別な運動療法はないが，糖尿病への対応のための適度な運動療法は，前述した糖尿病側から歯周病に与える影響を減少させるために有益である．

 薬物療法はどうする？

　歯周治療は感染源の除去，すなわち歯周病の原因菌の排除と病変部の消炎を主目的とする．よって，プラークコントロールなどの原因除去治療と併せて，消炎・鎮痛と細菌感染に対応するため，消炎鎮痛薬投与や抗菌療法の全身投与，局所投与（local drug delivery system：LDDS）も有用である．

　また，歯科疾患治療の際に，経口血糖降下薬による血糖コントロールが不良の場合は，インスリン治療が必要となる．

　ただし，糖尿病を有する高齢者でSU薬で治療を受けている患者への非ステロイド抗炎症薬（NSAIDs）の投与は，タンパク質結合力が強いため血糖降下作用を増強するとともに，消化管出血や虚血性心疾患のリスクを高めるという報告がある．NSAIDsをSU薬を併用する場合は投与時期をずらすか，投与量の減少を考える．また，漫然投与は避けるべきである．

　さらにSU薬の血糖降下作用が抗菌薬（ニューキノロン，エリスロマイシン，オキシテトラサイクリンなど）によって増強されるという報告もある．

 # Case Study

> 60歳，男性．
> 【主訴】歯肉からの出血と歯の動揺
> 診断名：広汎性重度慢性歯周炎
> 【既往歴】10年前に糖尿病と診断後，食事療法，薬物療法を継続中
> 【現病歴】40歳代より口腔内数カ所での歯肉の腫脹を繰り返し，歯の動揺による咀嚼障害を徐々に自覚するようになった．
> 【生活歴】20歳代で喫煙歴あり．現在は禁煙．2年前に仕事上のトラブルにより強度のストレスを抱えた．歯のブラッシング（プラークコントロール）にはあまり関心がなく，1日1回，寝る前に軽く磨く程度．

❶まずはじめに考えること

　糖尿病の状態を把握する（患者自身による血糖コントロールの状況と，内科医との対診により治療状況の情報交換を行うこと）．

　歯周病の炎症の原因であるプラークや歯石の徹底的除去による感染源の消失と，患者自身の

各論：実践！ 疾患別の対応法

口腔清掃習慣の確立と咀嚼能力の改善を目指す．

❷治療の実際

本院初診時の糖尿病の状況として，10年前の糖尿病診断時にはHbA1cは7.0％であったが，歯科来院時には7.5％に上昇していた．よって内科医と対診しながら，本院にて歯周治療を開始．

口腔内の炎症の原因除去のため，歯周基本治療として口腔清掃指導（プラークコントロール）と歯石除去，感染源となる保存不可能歯の早期抜去と，保存可能歯を利用した補綴処置（義歯など）による咀嚼機能の回復治療を行う．その際，菌血症対策のため抗菌薬投与も行う．さらに自宅での患者自身による継続的口腔清掃（プラークコントロール）の励行を指導する．

約1年経過後，歯周組織の状態は良好で炎症部位はなくなり，咀嚼能力も改善したため，3月に1回のリコールに移行．患者自身の口腔清掃能力の向上により，プラークコントロールの状態は良好に保たれており，歯周病の再発もみられていない．

それに伴い，歯周治療修了時にはHbA1cは6.1％に減少し，内科医への定期的通院も継続しており，状態が良好に保たれている．

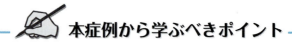
本症例から学ぶべきポイント

- ☑ 糖尿病患者にとって，口腔内の感染源をなくし歯周病部位の炎症を消退させることが血糖値のコントロールに寄与するとともに，咀嚼能力の改善は食事療法の成功にもつながる．
- ☑ 口腔清掃を怠るなどの生活習慣を見直し行動変容を促すことは，その他の生活習慣病にもよい影響を与えていると考えられる．

文献

1) Aida J et al. Reasons for permanent tooth extractions in Japan. J Epidemiol 2006; **16**: 214-219
2) 厚生労働省．平成28年歯科疾患実態調査結果の概要
   http://www.mhlw.go.jp/toukei/list/dl/62-28-02.pdf［最終アクセス2018年1月13日］
3) 沼部幸博．ペリオドンタルメディシンの定義．ザ・ペリオドントロジー，第2版，和泉雄一ほか（編集主幹），永末書店，京都，2013: p.243-244
4) 日本歯科医学会（監修）．糖尿病患者に対する歯周治療ガイドライン，第2版，日本歯周病学会，東京，2015
5) Grossi SG et al. Treatment of periodontal disease in diabetics reduces glycated hemoglobin. J Periodontol 1997; **168**: 713-719
6) Iwamoto Y et al. The effect of antimicrobial periodontal treatment on circulating tumor necrosis factor-alpha and glycated hemoglobin level in patients with type 2 diabetes, J Periodontol 2001; **72**: 774-778
7) Katagiri S et al. Multi-center intervention study on glycohemoglobin (HbA1c) and serum, high-sensitivity CRP (hs-CRP) after local anti-infectious periodontal treatment in type 2 diabetic patients with periodontal disease., Diabetes Res Clin Pract 2009; **83**: 308-315
8) Teeuw WJ et al. Effect of periodontal treatment on glycemic control of diabetic patients: a systematic review and meta-analysis. Diabetes Case 2010; **33**: 421-427
9) Munenaga Y et al; Hiroshima Study Group. Improvement of glycated hemoglobin in Japanese subjects with type 2 diabetes by resolution of periodontal inflammation using adjunct topical antibiotics: results

from the Hiroshima Study. Diabetes Res Clin Pract 2013; **100**: 53-60

10) Engebretson S, Kocher T. Evidence that periodontal treatment improves diabetes outcomes: a systematic review and meta-analysis. J Periodontol 2013; **84**: S153-S163

11) 平成 21 年度国民健康・栄養調査
http://www.mhlw.go.jp/bunya/kenkou/eiyou/dl/h21-houkoku-01.pdf ［最終アクセス 2018 年 1 月 13 日］

各論：実践！ 疾患別の対応法

23 フレイル・サルコペニア

糖尿病×フレイル・サルコペニアで注意すべきポイント

- 糖尿病患者ではフレイル・サルコペニアを認めやすい．
- フレイルを合併した場合には低血糖を認めやすい．
- 治療目標は低血糖リスクやフレイル・サルコペニアの有無を考慮する必要がある．

- 食欲低下と体重減少に注意する．
- タンパク質の摂取不足にならないような配慮が必要．

- 罹病期間の長い高齢糖尿病患者では下肢を含めた筋力低下を認めやすい．
- フレイル・サルコペニアの予防にはレジスタンス運動を含め適切な運動を行う．
- フレイルな高齢患者では水・電解質異常を認めやすい点に留意し，運動時に十分指導する．

- 服薬アドヒアランスの低下に注意する．
- 重症低血糖が危惧される薬剤を用いる場合は特に注意を要する．
- インスリン分泌低下がある場合は，インスリンを使用したほうがよいことがある．

糖尿病医が知っておきたい フレイル・サルコペニアの基本

◆ 病態

　フレイルは「高齢期に生理的予備能が低下することでストレスに対する脆弱性が亢進し，生活機能障害，要介護状態，死亡などの転帰に陥りやすい状態」という概念であり，連続的かつ可逆的な身体予備能の低下を特徴とし，健康障害のリスクを有する状態とされる．フレイルの概念には身体的側面に加えて精神・心理的側面や社会的側面も含まれていると考えられるが，Fried らによる指標では身体機能の表現型を主軸とした定義がなされている[1]．同定義では，①体重減少，②主観的な活力低下，③握力低下，④歩行速度低下，⑤活動度低下から成る5つの症候が抽出され，このうち3項目以上該当する場合にはフレイル，1～2項目に該当した場合にはプレフレイルと定められた．

　また，フレイルの重要な要素として骨格筋減少を特徴とするサルコペニアが知られており，2010 年に「筋量と筋力の進行性かつ全身性の減少に特徴づけられる症候群で，身体機能障害，QOL 低下，死のリスクを伴うもの」と定義された[2]．また，筋量・筋力・身体機能の各項目の

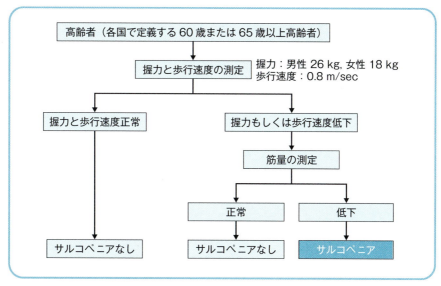

図1 サルコペニアの診断手順
(Chen LK et al. J Am Med Dir Assoc 2014; 15: 95-101 [3] を参考に著者作成)

測定から構成される臨床的な診断手順が示された．また，2014年には日本を含むアジア人を対象としたサルコペニアの診断基準や診断アルゴリズムが発表された[3]．そこでは60歳または65歳以上の高齢者を対象に，最初に握力および歩行速度を測定し，握力低下（男性26 kg未満，女性18 kg未満），歩行速度低下（0.8 m/秒未満）の一方あるいは両方を認めた場合に次のステップである筋量測定を実施する手順が示されている（図1）．

◆ 治療のエッセンス

高齢者糖尿病の治療に際しては，高齢者総合機能評価（Comprehensive Geriatric Assessment：CGA）や体組成評価を定期的に実施し，それらの結果を考慮したうえで適切な介入を実施するアプローチが重要であり，サルコペニア・フレイルをはじめ身体的，精神・心理的，社会的背景を考慮した包括的な治療・ケアの推進が期待される．

糖尿病×フレイル・サルコペニアは何が問題となるか？

高齢者では，加齢に伴い耐糖能の低下が認められ，糖尿病発症頻度が増加してくることが知られている．その背景として加齢に伴う体組成や運動量の変化，インスリン抵抗性の進行，インスリンの初期分泌遅延，糖新生増加，骨格筋での糖取り込み低下などがあげられる．特に，体組成の変化のなかで筋肉量の減少は糖尿病発病の危険因子を伴っている．サルコペニアの発症機序には，インスリン抵抗性に伴う筋タンパク合成の低下やインスリン分泌低下，糖尿病性神経障害による筋力低下などの関連も考えられる．

高齢者におけるサルコペニア・フレイルと糖尿病との関連性について，米国在住の高齢男性

各論：実践！　疾患別の対応法

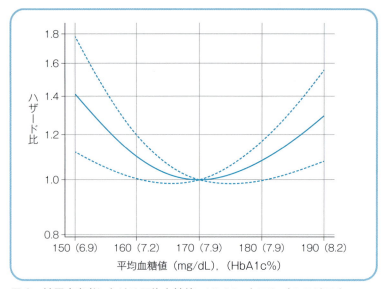

図2　糖尿病患者における平均血糖値，HbA1cとフレイルのリスク
(Zaslavsky O et al. J Gerontol A Biol Sci Med Sci 2016; 71: 1223-1229 [8]) を参考に著者作成）

3,752人を対象とした前向きコホート研究では，糖尿病と診断された場合に非糖尿病者と比べて有意な骨格筋量低下が認められ，インスリン抵抗性改善薬を用いた糖尿病治療群では筋量低下の改善が認められた[4]．さらに米国在住の高齢糖尿病患者を対象とした別の検討においても，糖尿病患者は非糖尿病者と比べて筋力低下が認められ，特に罹病期間6年以上，HbA1c 8.0%超の糖尿病の場合には筋質（筋力を筋量で除した値）低下を呈するなど，高齢糖尿病患者における体組成変化の詳細が次第に明らかになってきている[5〜7]．また，糖尿病患者では非糖尿病者と比べてフレイルを呈するリスクが1.52倍高く，糖尿病患者の場合，平均血糖値180 mg/dL以上か160 mg/dL以下で（U字型の）フレイルリスクが高まることが示された（図2）[8]．

糖尿病×フレイル・サルコペニアはこう治療する

食事療法はどうする？

　高齢者では生理的な食欲低下をはじめ種々の要因によって低栄養・栄養障害を認めやすく，さらに低栄養・栄養障害自体がサルコペニアなどの機能障害やフレイルの要因，生命予後を含めた予後不良の指標にもなる[9]．したがって，高齢者における栄養状態の評価とそれに基づく適切な介入はサルコペニア・フレイル対策の点からも重要である．なかでも一般に高齢者ではタンパク質需要が大きく低下しない点を考慮し，腎疾患など特別な疾患，病態を除き十分量のタンパク質投与を検討する．具体的には，日本の食事摂取基準における推奨量に準拠する量（1.0〜1.2 g/kg/day）が望ましいと考えられる．サルコペニア対策を考えるうえで，こうした高齢者に対する栄養評価が前提となり，十分なタンパク質や脂肪酸摂取，アミノ酸投与などの栄養介入が有効である可能性が指摘されている．

運動療法はどうする？

運動療法は，糖尿病に対する効果に加えて，フレイル・サルコペニアの予防に重要であると考えられる．一般的にはレジスタンス運動が推奨される場合が多いが，フレイル・サルコペニアでは転倒リスクが高くなる点も踏まえ，転倒予防効果を目指したバランス訓練や筋力トレーニングを含む複合的運動も有効である可能性がある[10]．今後，運動教室やホームエクササイズの普及，在宅における個別運動プログラムをさらに改良，発展させていくことにより，フレイル・サルコペニア予防や健康寿命の延伸につながると期待される．また，先述の栄養介入効果は運動療法と併用した場合に認められることが多く，栄養介入のみの対策ではフレイル高齢者の筋量・筋力回復が難しい可能性も指摘されている．ナーシングホーム入所高齢者（平均87.1歳）を運動単独群，運動＋補食（360 kcal）群，補食単独群，対象群の4群に分け，各介入を10週間継続して行った結果，補食単独群では下肢筋力増加が認められなかった一方で，運動＋補食群が下肢筋力増加に最も効果的であった[11]．

 ## 薬物療法はどうする？

「高齢者糖尿病の血糖コントロール目標」でも示されているように，フレイルに伴い手段的ADL，基本的ADLなどの生活機能や認知機能の低下が認められる場合には柔軟な血糖コントロール目標を設定することが望ましい．その際，フレイルの患者では重症低血糖のリスク評価を十分行うとともに，特に重症低血糖が危惧される薬剤を使用する場合には転倒リスクなど十分考慮する必要がある．また，フレイルな状態では感染症をはじめとした体調不良でも摂食量低下から低血糖を招きやすいこともあり，低血糖やシックデイの対処法を本人や介護者に教育することも大切である．

また，高血糖やインスリン分泌低下はサルコペニアの要因となる可能性もあり，インスリン分泌低下を伴う高血糖などの場合にはインスリンを用いて血糖コントロールすることが必要なこともある，といった個別かつ柔軟な対応が求められる．

 # Case Study

78歳，女性．
【既往歴】 変形性膝関節症，白内障
【家族歴】 母に糖尿病
【生活歴】 独居（一戸建て，夫と死別，介護保険未申請）．喫煙歴（−），飲酒歴（−）
【経過】
70歳時より糖尿病，高血圧症，不眠症の診断にて内服治療を受けており，糖尿病に対してはグリメピリド1 mg，ボグリボース0.6 mgにてHbA1c 7.0％程度を推移していた．76歳時より屋外でつまずいたり，横断歩道を青信号の間にわたれなくなることが多くなり，次第に外出が不安になり家で過ごす時間が次第に長くなってきた．77歳時より食事の支度，買い物が億劫になり，肉類や魚類の摂取が少なく，食欲も低下し最近1年間で6 kg痩せた．半年ほど前から薬の飲み残しが目立つようになってきた．

❶まずはじめに考えること

手段的 ADL や活動量の低下，意図しない体重減少などから，フレイル・サルコペニアを有している可能性が考えられた．

❷治療の実際

独居生活で糖尿病の管理を行うことは困難と判断し，介護保険サービスを導入し，買い物の支援（ホームヘルプ），訪問栄養指導，配食サービス，訪問薬剤管理指導，週1回の訪問介護の導入を行った．糖尿病に関する服薬内容についても，SU 薬ならびにボグリボースを中止し DPP-4 阻害薬へと変更し，カテゴリーⅡに基づく糖尿病管理目標 HbA1c 7.0 未満の設定を行った．

本症例から学ぶべきポイント

- ☑ 高齢糖尿病患者では，フレイル・サルコペニアのリスクがあることを念頭に，定期的な身体・認知機能評価や栄養評価を実施する必要があった．
- ☑ 糖尿病治療に際して，残薬の定期的な確認をはじめ，服薬アドヒアランス低下の有無も定期的に確認する必要があった．
- ☑ 薬物療法に加えて適切な栄養療法と運動療法の併用など，フレイルの身体的，精神・心理的，社会的側面を考慮した包括的アプローチによる医療・ケアが必要であった．

文献

1) Fried LP et al. Frailty in older adults: evidence for a phenotype. J Gerontol A Biol Sci Med Sci 2001; **56**: M146-M156
2) Cruz-Jentoft AJ et al. Sarcopenia: European consensus on definition and diagnosis: Report of the European Working Group on Sarcopenia in Older People. Age Ageing 2010; **39**: 412-423
3) Chen LK et al. Sarcopenia in Asia: consensus report of the Asian Working Group for Sarcopenia. J Am Med Dir Assoc 2014; **15**: 95-101
4) Lee CG et al; Osteoporotic Fractures in Men (MrOS) Study Research Group. Insulin sensitizers may attenuate lean mass loss in older men with diabetes. Diabetes Care 2011; **34**: 2381-2386
5) Park SW et al. Decreased muscle strength and quality in older adults with type 2 diabetes: the health, aging, and body composition study. Diabetes 2006; **55**: 1813-1818
6) Wang CP, Hazuda HP. Better glycemic control is associated with maintenance of lower-extremity function over time in Mexican American and European American older adults with diabetes. Diabetes Care 2011; **34**: 268-273
7) Leenders M et al. Patients with type 2 diabetes show a greater decline in muscle mass, muscle strength, and functional capacity with aging. J Am Med Dir Assoc 2013; **14**: 585-592
8) Zaslavsky O et al. Glucose Levels and Risk of Frailty. J Gerontol A Biol Sci Med Sci 2016; **71**: 1223-1229
9) Houston DK et al. Dietary protein intake is associated with lean mass change in older, community-dwelling adults: the Health, Aging, and Body Composition (Health ABC) Study. Am J Clin Nutr 2008; **87**: 150-155
10) Province MA et al. The effects of exercise on falls in elderly patients. A preplanned meta-analysis of the FICSIT Trials. Frailty and Injuries: Cooperative Studies of Intervention Techniques. JAMA 1995; **273**: 1341-1347
11) Fiatarone MA et al. Exercise training and nutritional supplementation for physical frailty in very elderly people. N Engl J Med 1994; **330**: 1769-1775

24 悪性腫瘍

糖尿病 × 悪性腫瘍 で注意すべきポイント

- 生命予後と患者のQOLに配慮して，血糖コントロール目標を設定する．
- 治療の過程で食欲低下をきたしやすく，インスリンやSU薬を使用している場合は低血糖に注意する．
- シックデイの対応（インスリン量や内服の調節）を前もって指導する．

- 悪性腫瘍に対する治療（手術および化学療法）の過程や，腫瘍の進行に伴い低栄養に陥りやすく，体重変化および栄養状態に注意する．
- 胃がんによる胃切除症例では分食を指導することで，食後の急激な血糖の上昇とそれに伴う低血糖を軽減できることがある．
- がん終末期では，栄養投与への反応が得られず，積極的な栄養投与は推奨されない．

- 筋力低下を防ぐためにも，過度の疲労をきたさない範囲で運動を励行する．
- 運動習慣は大腸がんなどの生命予後改善や発症リスクの低下と関連する．

- 化学療法のステロイド使用に伴う血糖上昇では，ステロイド使用量に応じてインスリン量を調節する．
- 膵全摘後は強化インスリン療法が必須であり，1日のインスリン必要量は一般に少なく，ブリットル型の血糖変動に注意する．
- 肺がんなどで使用される免疫チェックポイント阻害薬では（劇症）1型糖尿病を合併することがある．

糖尿病医が知っておきたい 悪性腫瘍の基本

◆ 病態

　日本人糖尿病患者の死因第1位は悪性新生物であり[1]，高齢者人口の増加や治療法の進歩と相まって，糖尿病外来における悪性腫瘍合併症例の診療機会は，従来と比較して増加している．
　糖尿病と悪性腫瘍の罹患リスクについては，国内外から数多くの報告がなされている．国内外からの報告をまとめたがん種ごとのメタアナリシスによると，糖尿病は大腸がん（相対リスク1.30），肝臓がん（相対リスク2.5），膵臓がん（相対リスク1.82），乳がん（相対リスク1.20），子宮内膜がん（相対リスク2.10），膀胱がん（相対リスク1.24）のリスク上昇と関連し，前立腺がん

各論：実践！　疾患別の対応法

ではリスク低下と関連する（相対リスク 0.84）[2]．アジア人では，非アジア人と比較して糖尿病患者のがん罹患リスクが高い可能性が示唆されている[3]．

　糖尿病で悪性腫瘍罹患リスクが上昇するメカニズムとしては，①インスリン抵抗性と高インスリン血症による増殖シグナルの亢進やエストロゲン作用の亢進，②高血糖による酸化ストレス増加を介した DNA の損傷やエピジェネティックな変化，③慢性炎症やアディポカインの変化の影響，④肥満，低身体活動量，不適切な食事，過剰飲酒や喫煙などの糖尿病とがんに共通する危険因子の影響などが想定されている[2]．

　悪性腫瘍を合併した患者の血糖コントロールがしばしば困難になる原因は多岐にわたり，代表的なものを以下にあげる．

①腫瘍の進展ならびに治療過程における炎症やサイトカインの影響で，インスリンの効果が減弱しやすい．

②化学療法やステロイドなど治療薬の作用により，血糖上昇をきたしやすい．

③悪性腫瘍の進行や薬物療法に伴って食欲低下をきたしやすく，食事摂取が不安定になりやすい．

④消化管手術による食物の吸収速度の変化や，膵切除による内因性インスリン分泌の低下により食後血糖の変動が大きくなることがある．

⑤中心静脈栄養など，エネルギー摂取経路の変更に伴う血糖値の上昇をきたすことがある．

◆ 治療のエッセンス

　腫瘍の治療段階や予後によって，目指すべき血糖コントロールは異なる．生命予後と患者のQOL に配慮して，血糖コントロール目標を設定する．根治的治療として手術を選択する場合，創部の早期回復や感染防御を目的に，周術期には原則として強化インスリン療法を行い，良好な血糖コントロールの達成を目指す．積極的治療においては，積極的な血糖コントロールを試みる一方で，終末期医療においては，疼痛や苦痛となる症状がないことを優先し，高血糖症状，高血糖高浸透圧症候群（hyperglycemic hyperosmolar syndrome：HHS），糖尿病ケトアシドーシス，低血糖を防止することが血糖管理の主な目的となる[4]．

糖尿病×悪性腫瘍 は何が問題となるか？

　糖尿病患者の死因第 1 位は悪性新生物であり，悪性腫瘍はその頻度と転帰の両面において，糖尿病患者の生命予後を規定する最大の要因のひとつである．体重増加を伴わない血糖コントロールの急激な増悪を認めた場合，膵がんをはじめとする悪性腫瘍合併の可能性を疑い，精査を進める．

　治療の過程でしばしば問題となるのは，食欲低下に対する対応である．特に化学療法を実施する期間は，悪心により食事摂取量は減少する一方で，制吐薬としてのステロイド併用により血糖値が上昇し，インスリンの必要量が増えることがある．スライディングスケールを使用せざるを得ない場合もあるが，その時々の治療内容と臨床経過に対応してスケールの調整が必要となることも多く，外来で化学療法を繰り返す際に患者が混乱しないように，インスリン量の

調整法を説明する必要がある．悪性腫瘍を合併する患者が高齢である場合は特に，指示内容をできるだけシンプルにし，シックデイ対応の原則を前もって本人だけでなく家族や介護者に説明しておくべきである．

治療の経過で腎機能や肝機能低下をきたすことがあり，薬剤の選択に制約が生じることがある．

糖尿病×悪性腫瘍はこう治療する

食事療法はどうする？

まず栄養状態を評価する．過去3ヵ月間の急激な体重減少や活動度の低下，精神的ストレスの状態などが参考になる[5]．悪性腫瘍は消耗性疾患であり，治療の過程で低栄養状態にいたるリスクが高い．早期に低栄養のおそれがある場合や，侵襲の大きい手術の術後回復期は，エネルギー摂取量を多めに設定する．栄養状態に問題がなく，早期の根治的治療が期待できる段階では，通常の糖尿病治療と同様のエネルギー量とする．悪液質が進展し，代謝異常が高度となる終末期では，積極的な栄養投与を控える[7]．

胃がんによる胃全摘または亜全摘症例では，小腸への急速な食物流入のため，食後の急峻な血糖上昇（oxyhyperglycemia）が起きやすく，後期ダンピング症候群として食後2〜3時間後に反応性低血糖をきたすことがある．分食（分割食）を指導することで，症状を軽減できることがある．

一般に悪性腫瘍の一次予防として，偏りなくバランスのよい食事が勧められる．食塩過剰摂取は日本人の胃がんリスク上昇とほぼ確実に関連し，食塩に起因するがん罹患およびがん死亡の割合はそれぞれ男性で1.9%・1.5%，女性で1.2%・1.2%とされる[6]．野菜・果物の摂取は食道がんリスクの低下とほぼ確実に関連する[8]．

運動療法はどうする？

大腸がんおよび乳がん患者において，診断前後の身体活動度が高いほど，死亡率が低いとのメタアナリシスの結果が報告されている[9]．日本人を対象とした研究でも，一次予防として身体活動が大腸がんのリスクをほぼ確実に下げると評価されている[10]．また，大腸がんや乳がんの患者において，身体活動量の増加は全死亡だけでなくがんによる死亡のリスクを減らすことがメタ解析で示されている[11]．筋力低下を防ぐためにも，過度の疲労をきたさない範囲で運動を励行することが望ましい．

薬物療法はどうする？

悪性腫瘍に対して手術を行う場合，原則として周術期は強化インスリン療法での管理となる．消化管手術などの術前は食止めや食待ちの検査も多く，SU薬が使いにくいことが多い．インスリン以外の大部分の糖尿病薬は，手術時または手術前後の使用を禁忌として添付文書に記載している．特にメトホルミンは乳酸アシドーシスを避けるため，周術期には必ず中止する．メトホルミンは造影CTなど造影剤を用いる検査の際にも休薬し，造影剤腎症をきたしていないことを確認してから再開する．

各論：実践！　疾患別の対応法

　化学療法を外来で継続する場合も，ステロイドを使用するケースは多く，インスリン療法の適応となる．制吐目的にデキサメタゾンを抗がん剤と併用する場合，作用時間が長いため，プレドニゾロンが翌朝の血糖値を上昇させにくいのとは異なり，持効型インスリンが必要となることが多い．プレドニゾロンを継続して服用する場合は，日中の血糖上昇に対し，各食前に速効型または超速効型を使用する．朝：昼：夕＝1：2：1程度の比率に落ち着くことが多い．プレドニゾロン換算20mgに対し1日インスリン必要量は12〜20単位程度になることが多い．

　胃がんによる胃全摘または亜全摘症例では，グリニド薬やDPP-4阻害薬が食後の急峻な血糖上昇を緩和するのに有用なことがある．αグルコシダーゼ阻害薬は，腹満感の訴えが強くなることがあり，術後の腸管癒着が疑われる場合はイレウスの危険性を考慮して避けたほうがよい．ただし，胃切除後の反応性低血糖の症例にはαグルコシダーゼ阻害薬が有効である場合がある．インスリン治療が必要な場合は，毎食前に超速効型を使用する．食事量が一定しない場合は，食後注射とし，実際に食べた量に応じて単位を調節する．

　膵がんによる膵全摘後は，強化インスリン療法が必須となる．インスリンの内因性分泌が完全になくなり，グルカゴン分泌も欠如しているため，高血糖や低血糖を繰り返して安定しないブリットル型の血糖変動を起こしやすい．インスリン必要量は概して少ない．1型糖尿病の治療に準じて，カーボカウントの指導を本人と家族に対して行う．

　肺がんなどの治療に用いられる免疫チェックポイント阻害薬は，T細胞活性化作用を有し，1型糖尿病（劇症1型糖尿病を含む）を起こすことがある．

Ⓐ 注意すべき糖尿病治療薬

薬剤	理由
チアゾリジン誘導体　ピオグリタゾン	膀胱がんの発生リスクが増加する可能性が完全には否定できず，膀胱がん治療中の患者には投与を避ける
ビグアナイド薬　メトホルミン	食事がとれないシックデイの際や造影剤使用時には，乳酸アシドーシスを避けるため中止する
SGLT2阻害薬	食事がとれないシックデイの際には，脱水を避けるため中止する
SU薬	食事がとれないシックデイの際には，低血糖を避けるため減量または中止する
グリニド薬	食事がとれないシックデイの際には，低血糖を避けるため減量または中止する
αグルコシダーゼ阻害薬	開腹術後の腸管癒着が疑われる場合はイレウスの危険性を考慮して避ける
GLP-1受容体作動薬	食欲低下に注意

Ⓑ 使用が勧められる（または使用可能な）糖尿病治療薬

薬剤	理由
インスリン	状態に合わせた調節を行いやすい 周術期は原則としてインスリン治療を行う
DPP-4阻害薬	食欲への影響が小さい 低血糖リスクが低い

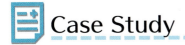

Case Study

73 歳　男性
【既往歴】68 歳時：下行結腸がんに対し結腸切除術．70 歳時および 72 歳時：肝転移に対し肝部分切除術
【家族歴】糖尿病の家族歴なし
【生活歴】妻，長女と同居，喫煙 40 本/日（17〜68 歳），現在は禁煙
（認知・身体機能）改訂長谷川式スケール 28/30 点，IADL 5/5 点
【経過】
68 歳時に下行結腸がんに対し切除術を行い，術後補助化学療法（UFT/LV）を導入された．翌年糖尿病との診断で，DPP-4 阻害薬を開始された．肝転移が判明し，化学療法のレジメンを FOLFOX＋ベバシズマブに変更，11 クール実施後 70 歳時に肝部分切除，この時点でHbA1c 6.8% であった．71 歳時に肝転移が再発し，FOLFIRI＋パニツムマブを導入，制吐目的にデキサメタゾン点滴静注（day 1）と内服（day 2, 3）を化学療法時に併用するようになった．再発巣縮小し翌年肝部分切除．その後月 2 回，18 クール化学療法を継続され，HbA1c が急速に上昇したため紹介受診．受診時 HbA1c 12.3%，BMI 23.2（−2kg/3 ヵ月）．原病の再発なし．

❶まずはじめに考えること
デキサメタゾンによる血糖上昇を契機とした糖尿病の血糖コントロール悪化．

❷治療の実際
入院とし，紹介元で開始されたグリメピリドを中止，糖毒性の解除を目的に強化インスリン療法を導入．高血糖を指摘され意識的に糖質摂取を減らしていたとのことで，抗がん剤使用に伴う食思不振はみられず，1,600 kcal（29 kcal/kg 標準体重）とした．インスリンアスパルト（朝 8–昼 10–夕 5）＋インスリングラルギン眠前 14 単位まで増量，DPP-4 阻害薬は併用を継続した．血糖値が改善したのちにインスリンを減量した．

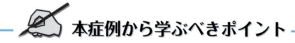

- 肝転移再発の経緯があるが，現時点では再発を認めず，根治と再発の両者の可能性を念頭に治療を選択する．
- 栄養状態は良好で，自己注射は問題なく実施可能，家族の協力も得られる環境にある．積極的に治療に取り組む姿勢を尊重する．
- シックデイの対応を本人と家族に十分に説明し，退院後外来でも繰り返し確認していくことは，外来化学療法を安全に実施するためにも重要である．
- BOTへの移行やインスリン離脱を目指す場合，腹部手術歴からαグルコシダーゼ阻害薬の使用は慎重に考える．

文献

1) 中村二郎ほか．糖尿病の死因に関する委員会報告—アンケート調査による日本人糖尿病の死因—2001～2010年の10年間，45,708名での検討．糖尿病 2016; **59**: 667-684
2) 春日雅人ほか．糖尿病と癌に関する委員会報告．糖尿病 2013; **56**: 374-390
3) Noto H et al. Significantly increased risk of cancer in diabetes mellitus patients: A meta-analysis of epidemiological evidence in Asians and non-Asians. J Diabetes Investig 2012; **3**: 24-33
4) Diabetes UK. End of Life Diabetes Care: Clinical Recommendations (October 2013). https://www.diabetes.org.uk/end-of-life-care.
5) Rubenstein LZ et al. Screening for undernutrition in geriatric practice: developing the short-form mini nutritional assessment (MNA-SF). J Gerontol A Biol Sci Med Sci 2001; **56**: M366-M372
6) Inoue M et al. Attributable causes of cancer in Japan in 2005--systematic assessment to estimate current burden of cancer attributable to known preventable risk factors in Japan. Ann Oncol 2012; **23**: 1362-1369
7) Arends J et al. ESPEN guidelines on nutrition in cancer patients. Clin Nutr 2017; **36**: 11-48
8) 国立がん研究センター予防研究グループ．日本人のためのがん予防法-科学的根拠に基づく発がん性・がん予防効果の評価とがん予防ガイドライン提言に関する研究（平成28年2月第3版）http://epi.ncc.go.jp/can_prev/
9) Schmid D et al. Association between physical activity and mortality among breast cancer and colorectal cancer survivors: a systematic review and meta-analysis. Ann Oncol 2014; **25**: 1293-1311
10) Pham NM et al. Physical activity and colorectal cancer risk: an evaluation based on a systematic review of epidemiologic evidence among the Japanese population. Jpn J Clin Oncol 2012; **42**: 2-13
11) Ballard-Barbash R et al. Physical activity, biomarkers, and disease outcomes in cancer survivors: a systematic review. J Natl Cancer Inst 2012; **104**: 815-840

索　引

欧文

A

ACE 阻害薬　79
acute calcium pyrophosphate dihydrate（CPPD）　72
acute painful neuropathy　72
advanced glycation end products（AGEs）　70, 85, 141, 159
anaerobic threshold（AT）　78
apnea hypopnea index（AHI）　53
ARB　79

B

behavioral and psychological symptoms of dementia（BPSD）　34

C

cardiopulmonary exercise training（CPX）　78
carotid artery-intima-media thickness（CA-IMT）　56
carpal tunnel syndrome　71
CHADS$_2$ スコア　89
Charcot 関節　73
CKD　121
complex regional pain syndrome（CRPS）　71
Comprehensive Geriatric Assessment（CGA）　10, 18, 165
continuous dopaminergic stimulation（CDS）　50
continuous positive airway pressure（CPAP）　55
COPD　128

D

Dementia Assessment Sheet for Community-based Integrated Care System-21 items（DASC-21）　18, 33
diabetic lipemia　100
diabetic muscle infarction　73
diabetic polyneuropathy（DPN）　72
diffuse idiopathic skeletal hyperostosis（DISH）　71
DPP-4 阻害薬　80, 125
Dupuytren 拘縮　71

E

eGFRcre　3
eGFRcys　3

F

fibromyalgia（FM）　73
FRAX　141
free water protocol　149
frozen shoulder（FS）　71

G

gastroesophageal reflux disease（GERD）　105
Geriatric Depression Scale 15（GDS-15）　42
GLP-1 受容体作動薬　80, 126

H

Hamilton Rating Scalr for Depression（HAM-D）　42
Hasegawa's Dementia Scale-Revised（HDS-R）　18, 33
heart failure with reduced ejection fraction（HFrEF）　77
HPA-axis　55
hyperglycemic hyperosmolar syndrome（HHS）　5, 34, 170

I

intraoperative floppy iris syndrome（IFIS）　155

J

J-CHS（Cardiovascular Health Study）　18
J カーブ現象　16

K

K イオン競合型アシッドブロッカー　106

L

LABA　129
LAMA　129
LDL コレステロール低下薬　101
local drug delivery system（LDDS）　161

M

Mini-Cog　18
Mini-Mental State Examination（MMSE）　4, 18, 33
Montgomery-Asberg Depression Rating Scale（MADRS）　42
Montreal Cognitive Assessment（MoCA）　18, 33

索 引

N
nonalcoholic fatty liver disease（NAFLD）　14, 109
nonalcoholic steatohepatitis（NASH）　14, 110
novel oral anticoagulant（NOAC）　87

O
obstructive sleep apnea syndrome（OSAS）　55
osteoarthritis（OA）　72
overactive bladder（OAB）　152
oxyhyperglycemia　171

P
P-CAB　106
polysomnography（PSG）　58
post-treatment neuropathy　72
protein-energy wasting（PEW）　123
proton pump inhibitor（PPI）　106

R
resting energy expenditure（REE）　78

S
SGLT2 阻害薬　80, 88
sleep apnea syndrome（SAS）　55

W
wearing-off 現象　50

和文

あ
悪性腫瘍　169
アパシー　43
アルツハイマー病　32
アルドステロン拮抗薬　79
α グルコシダーゼ阻害薬　80, 124
アルブミン　56
安静時エネルギー消費量　78

い
胃食道逆流症　105
溢流性尿失禁　152

う
齲蝕　157
うつ　14
うつ症状　40

うつ病　40

え
エゼチミブ　103
嚥下障害　147
塩分チェックシート　95

お
遅寝遅起き　54

か
改定長谷川式簡易知能評価スケール　18, 33
過活動膀胱　152
加齢　2
感染症　14, 61

き
機械的負荷　141
偽痛風　72
機能性尿失禁　152
急性有痛性神経障害　72
吸入ステロイド　132

く
屈筋腱鞘炎　71
グルココルチコイド　74

け
結核　134
血管性認知症　32
血糖コントロール目標　36
減塩　94
嫌気性代謝閾値　78
原発性骨粗鬆症　140

こ
抗 RANKL（receptor activator of nuclear factor κB ligand）抗体　144
降圧目標　97
高血圧　14, 92
抗血栓療法　86
高血糖　61
高血糖高浸透圧症候群　5, 34, 170
甲状腺機能亢進症　66
高齢者総合機能評価　10, 18, 165
高齢者糖尿病　2
高齢者糖尿病の血糖コントロール目標　17
高齢者の低血糖　6

索　引

誤嚥性肺炎　34, 148
骨折　14
骨粗鬆症　140

さ

罪業妄想　41
サルコペニア　14, 116, 164

し

脂質異常症　14, 99
歯周炎　158
歯周病　14, 157
シックデイ　20, 116
疾病妄想　41
重症低血糖　57, 118
終末糖化産物　85, 141, 159
手根管症候群　71
術中虹彩緊張低下症　155
食欲不振　115
自律神経障害　62
新規経口抗凝固薬　87
神経因性膀胱　152
腎症　56
心肺運動負荷試験　78
心不全　76
心房細動　84

す

睡眠時無呼吸症候群　55
睡眠障害　53
睡眠相後退症候群　54
スタチン　101
ステロイド糖尿病　22

せ

石灰沈着性腱板炎　71
線維性筋痛症　73
遷延性低血糖　118
喘息　131

そ

速効型インスリン分泌促進薬　124

た

耐糖能異常　23

ち

チトクロム P450　3

長時間作用性抗コリン薬　129
長時間作用性 β_2 刺激薬　129
治療後神経障害　72

つ

痛風　72

て

低栄養　115
低緊張膀胱　152
デンタルプラーク　158
転倒　14, 34

と

糖尿病血管合併症　14
糖尿病脂血症　100
糖尿病性筋梗塞　73
糖尿病多発神経障害　72
動脈硬化　56
ドパミン補充療法　50

な

内頸動脈内膜中膜肥厚度　56

に

ニコチン酸　103
乳酸アシドーシス　79, 118
尿失禁　152
認知症　14, 32

は

パーキンソン病　48
バイオフィルム　158
排尿障害　14
排尿問題　152
播種性特発性骨増殖症　71
バセドウ病　66
発熱　61, 66
ばね指　71
ハミルトンうつ病評価尺度　42

ひ

非アルコール性脂肪肝炎　14, 110
非アルコール性脂肪性肝疾患　14, 109
ピオグリタゾン　80
ビスホスホネート　144
ビタミンK　87
肥満　14, 87

索 引

微量アルブミン尿　122
ピロリン酸カルシウム二水和物関節炎　72
貧困妄想　41
頻尿　152

ふ
フィブラート系薬　102
複合性局所疼痛症候群　71
プラークコントロール　159
フレイル　10, 14, 43, 117, 164
プロトンポンプ阻害薬　106

へ
閉塞性睡眠時無呼吸症候群　55
β 遮断薬　79
変形性関節症　15, 72
ペントシジン　141

ほ
膀胱機能障害　152
ポリソムノグラフィー　58
ポリファーマシー　16, 20

ま
末梢血管障害　62
慢性腎臓病　121
慢性閉塞性肺疾患　128

む
無呼吸低呼吸指数　53
無痛性甲状腺炎　66

め
メカニカルストレス　141

メタボリックシンドローム　14, 87
メトホルミン　79, 118
メラトニン　54
免疫不全　61

も
モントゴメリー・アスバーグうつ病評価尺度　42

ゆ
有酸素運動　35
有痛性糖尿病神経障害　70, 72
有痛性末梢神経障害　56
癒着性被膜炎　71

よ
腰部脊柱管狭窄症　72

り
リズムコントロール　86

る
ループ利尿薬　79

れ
レートコントロール　86
レジスタンス運動　35, 167
レボドパ　48
レムナント様リポタンパクコレステロール　99

ろ
老年症候群　7, 14

わ
ワルファリン　87

糖尿病 × ○○○ の診かた・考えかた ― 併発疾患・合併症にバッチリ対応！

2018 年 5 月 5 日　発行	編集者　寺内康夫，荒木　厚
	発行者　小立鉦彦
	発行所　株式会社　南 江 堂
	✉113-8410　東京都文京区本郷三丁目 42 番 6 号
	☎(出版) 03-3811-7236　(営業) 03-3811-7239
	ホームページ http://www.nankodo.co.jp/
	印刷・製本 日経印刷
	装丁 渡邊真介

Diabetes×Other Diseases : Examination and Viewpoint
© Nankodo Co., Ltd., 2018

定価は表紙に表示してあります.
落丁・乱丁の場合はお取り替えいたします.
ご意見・お問い合わせはホームページまでお寄せください.

Printed and Bound in Japan
ISBN978-4-524-25234-3

本書の無断複写を禁じます.

JCOPY 〈(社) 出版者著作権管理機構 委託出版物〉

本書の無断複写は，著作権法上での例外を除き禁じられています．複写される場合は，そのつど事前に，
(社) 出版者著作権管理機構 (TEL 03-3513-6969，FAX 03-3513-6979，e-mail: info@jcopy.or.jp) の
許諾を得てください.

本書をスキャン，デジタルデータ化するなどの複製を無許諾で行う行為は，著作権法上での限られた例外
(「私的使用のための複製」など) を除き禁じられています．大学，病院，企業などにおいて，内部的に業
務上使用する目的で上記の行為を行うことは私的使用には該当せず違法です．また私的使用のためであっ
ても，代行業者等の第三者に依頼して上記の行為を行うことは違法です.